TÓPICOS DE ADMINISTRAÇÃO APLICADA À
SEGURANÇA DO TRABALHO

OBRA ATUALIZADA CONFORME
O **NOVO ACORDO ORTOGRÁFICO**
DA LÍNGUA PORTUGUESA.

Dados Internacionais de Catalogação na Publicação (CIP)
(Câmara Brasileira do Livro, SP, Brasil)

Tavares, José da Cunha
  Tópicos de administração aplicada à segurança do trabalho / José da Cunha Tavares. – 11ª ed. – São Paulo : Editora Senac São Paulo, 2012.

ISBN 978-85-396-0158-5
Bibliografia.

1. Acidentes — Brasil — Prevenção 2. Administração de empresas 3. Segurança do trabalho — Brasil I. Título

95-2946   CDD — 658.3820981

Índices para catálogo sistemático:
1. Brasil : Prevenção de acidentes: Administração de empresas   658.3820981
2. Brasil : Segurança do trabalho: Administração de empresas   658.3820981

José da Cunha Tavares

TÓPICOS DE ADMINISTRAÇÃO APLICADA À
SEGURANÇA DO TRABALHO

11ª edição

Editora Senac São Paulo – São Paulo – 2012

ADMINISTRAÇÃO REGIONAL DO SENAC NO ESTADO DE SÃO PAULO
Presidente do Conselho Regional: Abram Szajman
Diretor do Departamento Regional: Luiz Francisco de A. Salgado
Superintendente Universitário e de Desenvolvimento: Luiz Carlos Dourado

EDITORA SENAC SÃO PAULO
Conselho Editorial: Luiz Francisco de A. Salgado
Luiz Carlos Dourado
Darcio Sayad Maia
Lucila Mara Sbrana Sciotti
Jeane Passos Santana

Gerente/Publisher: Jeane Passos Santana (jpassos@sp.senac.br)
Coordenação Editorial: Márcia Cavalheiro Rodrigues de Almeida (mcavalhe@sp.senac.br)
Thais Carvalho Lisboa (thais.clisboa@sp.senac.br)
Comercial: Marcelo Nogueira da Silva (marcelo.nsilva@sp.senac.br)
Administrativo: Luís Américo Tousi Botelho (luis.tbotelho@sp.senac.br)

Preparação de Texto: Ronaldo Duarte Rocha
Revisão de Texto: Ivone P. B. Groenitz, Izabel Cristina Rodrigues
Ilustrações: Sandro Neto Ribeiro
Projeto Gráfico e Editoração Eletrônica: RW3 Design
Capa: Milton Costa
Impressão e Acabamento: Intergraf Indústria Gráfica Eireli

Proibida a reprodução sem autorização expressa.
Todos os direitos desta edição reservados à
Editora Senac São Paulo
Rua Rui Barbosa, 377 – 1º andar – Bela Vista – CEP 01326-010
Caixa Postal 1120 – CEP 01032-970 – São Paulo – SP
Tel. (11) 2187-4450 – Fax (11) 2187-4486
E-mail: editora@sp.senac.br
Home page: http://www.editorasenacsp.com.br

© José da Cunha Tavares, 1995

SUMÁRIO

Nota do editor 7
Empresa 9
Administração 15
A organização do trabalho – principais linhas teóricas 51
Atribuições e responsabilidades 61
Relacionamento do Sesmt 75
Custos dos acidentes 81
Controle de estoques 87
Informática no Sesmt 97
Administração do tempo 101
Condução de reuniões 105
Elaboração de relatórios 115
A questão da qualidade 121
Sistema de gestão de segurança, higiene e saúde
ocupacional (OHSAS 18000:2007) 143
Referências bibliográficas 161
Índice geral 163

NOTA DO EDITOR

Nesta obra o leitor encontra subsídios básicos para sua iniciação em questões administrativas sobre segurança do trabalho e suas formas de abordagem. Inicialmente, a partir de noções sobre empresa, são abordados de forma concisa e objetiva aspectos de administração, tendo em vista suas relações com a segurança do trabalho.

Esse mesmo direcionamento – imbricando administração e segurança do trabalho – continua nos capítulos seguintes, onde são apresentadas as principais linhas teóricas da organização do trabalho e definidas atribuições e responsabilidades dentro da empresa.

Outros tópicos importantes focalizados são o relacionamento do Serviço Especializado em Segurança e Medicina do Trabalho (Sesmt) com setores técnicos e administrativos da empresa e a definição de critérios para levantamento dos custos dos acidentes, controle de estoques e de qualidade, utilização da informática, condução de reuniões e elaboração de relatórios.

Esta publicação do Senac São Paulo tem por objetivo contribuir para a formação e o desenvolvimento dos profissionais da área.

EMPRESA

Todo empreendimento ou associação destinada a explorar um *negócio* de forma organizada, com a finalidade de atingir determinado objetivo, que pode ser o lucro ou o atendimento a uma necessidade da sociedade, constitui uma empresa.

Para os fins aqui propostos, abordaremos dois aspectos essenciais no que diz respeito à empresa: classificação e recursos.

CLASSIFICAÇÃO

As empresas podem ser classificadas segundo a forma de propriedade, o tamanho, o tipo de produção e o tipo de associação.

Em termos da forma de propriedade uma empresa pode ser:

- pública (propriedade do Estado);
- privada (propriedade particular);
- mista (de capital estatal e privado).

De acordo com o tamanho, podemos classificar uma empresa como:
- grande (muitos empregados e grandes instalações);
- média (porte intermediário, de 50 a 250 empregados);
- pequena (menos de 50 empregados);
- micro (com limite de faturamento e restrição de atividades).

Quanto ao tipo de produção, uma empresa pode ser:
- primária ou extrativa;
- secundária ou de transformação;
- terciária ou prestadora de serviços.

De acordo com o tipo de associação, algumas classificações são:
- por firma;
- de capital e indústria;
- por quotas de responsabilidade limitada;
- sociedade anônima;
- cooperativa;
- economia mista, etc.

Convém esclarecer que, em termos das normas de segurança, as empresas privadas e públicas, os órgãos públicos da administração direta e indireta e dos poderes Legislativo e Judiciário são classificados em função do número de empregados regidos pela CLT e do grau de risco implicado em suas atividades, conforme a NR-4 da Portaria nº 3.214.

Deve-se destacar, ainda, a importância da administração do programa de segurança em empresas, particularmente nas pequenas: uma empresa de pequeno porte não é, do ponto de vista organizacional, uma empresa de grande porte em miniatura. Esse fato não pode ser esquecido quando formos organizar o setor de saúde e segurança no trabalho em empresas pequenas. Outro fato importante é que uma empresa pequena, de risco grande, necessita de organização complexa, podendo-se constituir o mesmo programa de segurança de uma empresa grande.

RECURSOS EMPRESARIAIS

Para funcionar e alcançar seus objetivos, a empresa necessita contar com determinados tipos de recursos, segundo o ramo de atividade em que está envolvida. Esses recursos constituem sua capacidade de ação.

O quadro a seguir, baseado em uma empresa hipotética, é uma apresentação de quais podem ser seus recursos empresariais e respectivos fatores de produção, conteúdos e especialidades da administração.

RECURSOS EMPRESARIAIS	FATORES DE PRODUÇÃO	CONTEÚDOS	ESPECIALIDADE DA ADMINISTRAÇÃO
Físicos e materiais	Natureza	Edifícios, instalações, estoques e equipamentos	Administração de Produção
Financeiros	Capital	Capital, faturamento, caixa e investimentos	Administração Financeira
Humanos	Trabalho	Todos os trabalhadores	Administração de Pessoal
Mercadológicos	Não há	Publicidade e propaganda	Administração de *Marketing*
Administrativos	Empresa	Organização do trabalho	Administração Geral
Segurança do trabalho	Trabalho e instalações	Toda a empresa: atitudes e condições inseguras	Administração de Perdas (Sesmt)

ASPECTOS ADMINISTRATIVOS E ORGANIZACIONAIS DA FUNÇÃO HIGIENE E SEGURANÇA

Gestão da segurança

A função *higiene* e *segurança do trabalho* ou simplesmente *prevenção* é, essencialmente, uma função consultiva. O seu objetivo reside na informação, no aconselhamento, na motivação e na coordenação, tendo para a hierarquia a direção e execução das soluções que propõe.

As medidas de segurança não devem solucionar problemas de forma não sistemática, isto é, à medida que surgem os acidentes (ou incidentes). Devem, pelo contrário, ser metodicamente programadas e integradas na gestão da empresa. Esta integração exigirá um elevado grau de organização da segurança e higiene da empresa com vista a uma metodologia de trabalho consequente, sem intervenções ou correções isoladas. A gestão da segurança pode ser traduzida pelo modelo seguinte.

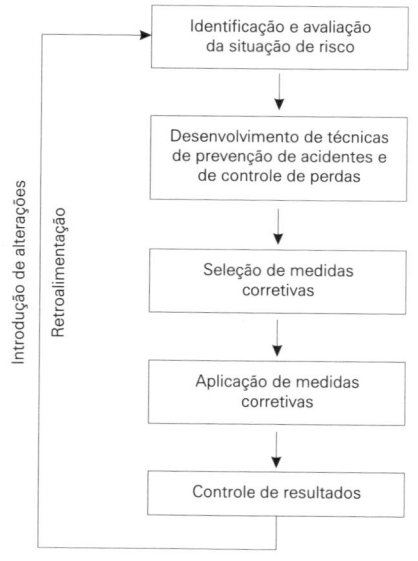

```
                    ┌─────────────────────────────┐
                ┌──▶│ Identificação e avaliação    │
                │   │ da situação de risco         │
                │   └─────────────┬───────────────┘
                │                 ▼
                │   ┌─────────────────────────────┐
                │   │ Desenvolvimento de técnicas  │
                │   │ de prevenção de acidentes e  │
                │   │ de controle de perdas        │
                │   └─────────────┬───────────────┘
                │                 ▼
   Introdução   │   ┌─────────────────────────────┐
   de alterações│   │ Seleção de medidas           │
   Retroalimen- │   │ corretivas                   │
   tação        │   └─────────────┬───────────────┘
                │                 ▼
                │   ┌─────────────────────────────┐
                │   │ Aplicação de medidas         │
                │   │ corretivas                   │
                │   └─────────────┬───────────────┘
                │                 ▼
                │   ┌─────────────────────────────┐
                └───│ Controle de resultados       │
                    └─────────────────────────────┘
```

Serviço de higiene e segurança e comissões de segurança

O serviço de higiene e segurança do trabalho, designadamente serviço de medicina do trabalho, de pessoal, de engenharia, etc., deve situar-se, dentro da organização da empresa, na dependência direta do órgão executivo de mais elevado grau de decisão. É recomendável um intercâmbio constante entre esse serviço e os diversos departamentos da empresa que, de algum modo, possam influir nos aspectos de higiene e segurança dos locais de trabalho. Um serviço de higiene e segurança terá, em síntese, as seguintes tarefas:

- identificação e controle periódico dos riscos ocupacionais;

- informação técnica de trabalhadores, quadros e empregadores, quer na fase de projeto das instalações, quer durante a laboração da empresa;

- verificação e ensaios de materiais e sistemas de proteção existentes ou a adquirir, designadamente equipamento de proteção individual;

- promoção da adaptação dos trabalhadores às diferentes tarefas e do trabalho às suas características anatômicas e fisiológicas;

- estabelecimento de programas de prevenção e elaboração de propostas de regulamentação interna; e

- fixação de objetivos de proteção e controle de resultados.

ADMINISTRAÇÃO

A administração é uma ciência e uma arte: ciência porque exige um conjunto organizado de conhecimento; arte porque administrar é aplicar um *know-how* para atingir um resultado desejado.

Este capítulo pretende, partindo de um breve histórico da administração moderna e passando pelos objetivos, princípios e elementos da administração como um todo, introduzir as noções de planejamento, organização e direção, particularmente no que se aplicam à segurança do trabalho.

BREVE HISTÓRICO, OBJETIVOS, PRINCÍPIOS E ELEMENTOS

Os fundadores da moderna Teoria da Administração foram Frederick Winslow Taylor (1856-1915), fundador da Escola da Administração Científica (organização do trabalho), e Henri Fayol (1841-1925), fundador da Escola Clássica da Administração (organização da empresa).

A partir deles, a história da administração moderna pode ser resumida nas seguintes escolas:

- **Escola de Relações Humanas** – desenvolvida a partir de 1940, com enfoque nas pessoas, nos grupos sociais e na organização informal.

- **Escola Estruturalista** – iniciada com a Teoria da Burocracia, de Max Weber, desenvolveu-se a partir de 1950, com a preocupação de integrar todas as teorias das diferentes escolas.

- **Teoria de Sistemas** – desenvolvida a partir de 1970, aborda a empresa como um sistema aberto que interage com o meio ambiente.

- **Teoria da Contingência** – desenvolvida no início dos anos 1980, aborda a empresa e sua administração como variáveis dependentes do que ocorre no ambiente externo, ou seja, à medida que ocorrem mudanças no meio ambiente, mudam também a empresa e sua administração.

São dois os objetivos da administração: a *eficiência* e a *eficácia*. A eficiência diz respeito aos *meios*, ou seja, aos métodos, processos e normas que se empregam na empresa a fim de que os recursos sejam adequadamente utilizados. A eficácia diz respeito aos *fins*, ou seja, aos objetivos e resultados a ser alcançados.

Com base na tradição e nas modernas teorias administrativas, podemos considerar princípios gerais da administração:

- a divisão do trabalho;
- a autoridade e a responsabilidade;
- a hierarquia;
- a unidade de comando;
- a amplitude administrativa;
- a definição das metas a ser atingidas.

A principal tarefa da administração é interpretar os objetivos da empresa e estabelecer maneiras de alcançá-los por ações administrativas. Esquematicamente, temos:

PLANEJAMENTO ➔ ORGANIZAÇÃO ➔ DIREÇÃO ➔ CONTROLE

Essas etapas, adaptadas ao âmbito do Sesmt, serão estudadas nos itens que seguem.

PLANEJAMENTO

Normalmente o processo de gestão fundamenta-se no ciclo do Pdca *(Plan; Do; Check; e Act)* ou também chamado ciclo de Deming (planejar; executar; verificar e agir). As ações planejadas devem ser implementadas, verificadas e corrigidas (se for necessário). No final do ciclo, a direção deverá analisar e rever o sistema de forma a manter a sua adequação e eficácia.

Exemplo de fluxograma

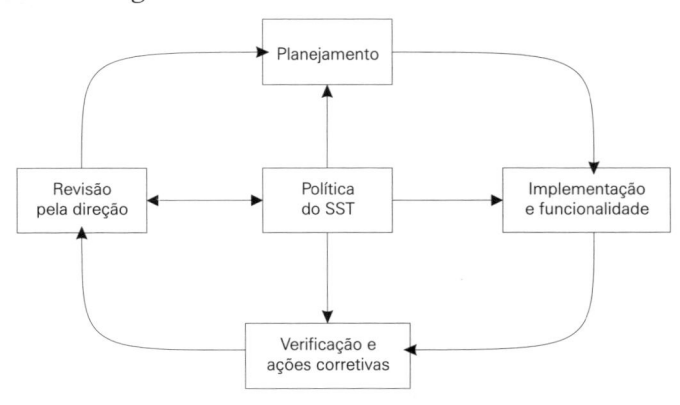

```
                    ┌──────────────┐
              ┌────▶│ Planejamento │
              │     └──────┬───────┘
              │            │
              │            ▼
┌──────────────┐   ┌──────────────┐   ┌──────────────────┐
│   Revisão    │◀──│   Política   │──▶│  Implementação   │
│ pela direção │   │    do SST    │   │  e funcionalidade│
└──────────────┘   └──────┬───────┘   └──────────────────┘
              ▲            │
              │            ▼
              │     ┌──────────────┐
              └─────│ Verificação e│
                    │ações corretivas│
                    └──────────────┘
```

Planejar é pensar antes de agir, é indicar o caminho a ser percorrido.

O planejamento consiste em traçar planos de ação, antecipando-se aos eventos futuros.

Tipos de planos

- **Programas** – conjunto integrado de planos de segurança.
- **Procedimentos** – planos que prescrevem a sequência cronológica das tarefas de segurança a ser executadas.
- **Métodos** – planos que detalham como as atividades ou os procedimentos de segurança devem ser executados.
- **Normas** – regulamentos para definir o que deve e o que não deve ser feito (é o caso de normas de segurança).

Técnicas de planejamento

Cronograma

Representação esquemática com a função de relacionar atividades com o tempo, mostrando o início e o término de cada uma, tendo em vista o cumprimento das metas no tempo predeterminado.

Exemplo de cronograma:

ATIVIDADE	JANEIRO	FEVEREIRO	MARÇO	ABRIL
Inspeção de extintores	= = = =	= = = =		
Treinamento de ergonomia			= = = =	= = = =
Treinamento de brigada				= = = =
Treinamento de Cipa*				

*Comissão Interna de Prevenção de Acidentes.

Fluxograma

Gráfico que representa o fluxo ou a sequência de uma rotina, a partir do qual são visualizadas as atividades e suas respectivas operações.

Há vários tipos de fluxogramas, cada um com simbologia e método próprios. Os símbolos representam cada passo da rotina, indicando a sequência das operações e a circulação de dados e documentos. Os passos da rotina são ordenados de acordo com a sequência lógica de sua execução. Os símbolos e as técnicas utilizadas identificam os órgãos ou pessoas responsáveis pela ação.

Exemplos de simbologia:

- ☐ **Operações** – o quadrado representa as diversas etapas de uma rotina. A identificação da operação é registrada no interior do símbolo.

- → **Fluxo de dados/documentos** – a seta fina é utilizada para indicar o sentido e a sequência das fases do processo.

- ◊ **Decisão** – o losango representa a operação de decisão ou de chaveamento que determina o caminho a seguir dentre os vários possíveis. A identificação da decisão e as alternativas do caminho devem ser registradas no interior e ao lado do símbolo.

- ⇒ **Movimento/transporte** – a seta grossa é usada para indicar movimento de saída de um local para outro ou envio de algo de um setor para outro. Deve-se registrar a informação no interior da seta.

- ○ **Início e fim** – o círculo representa início ou fim de um processo.

Exemplo de fluxograma:

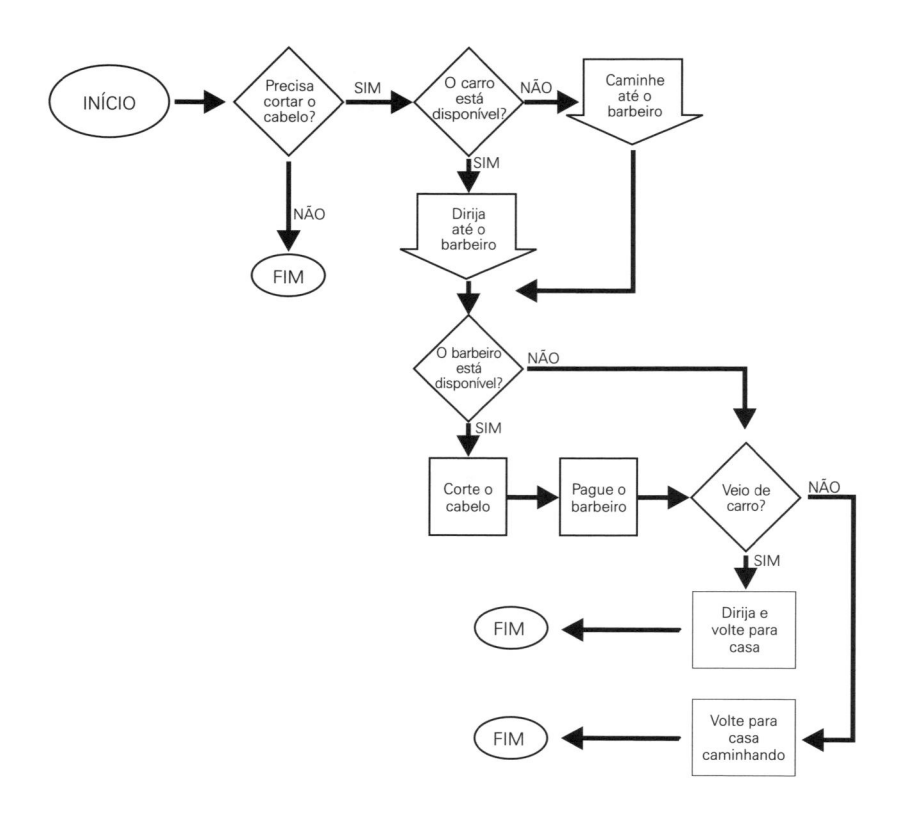

Exemplo de fluxograma aplicado ao acidente:

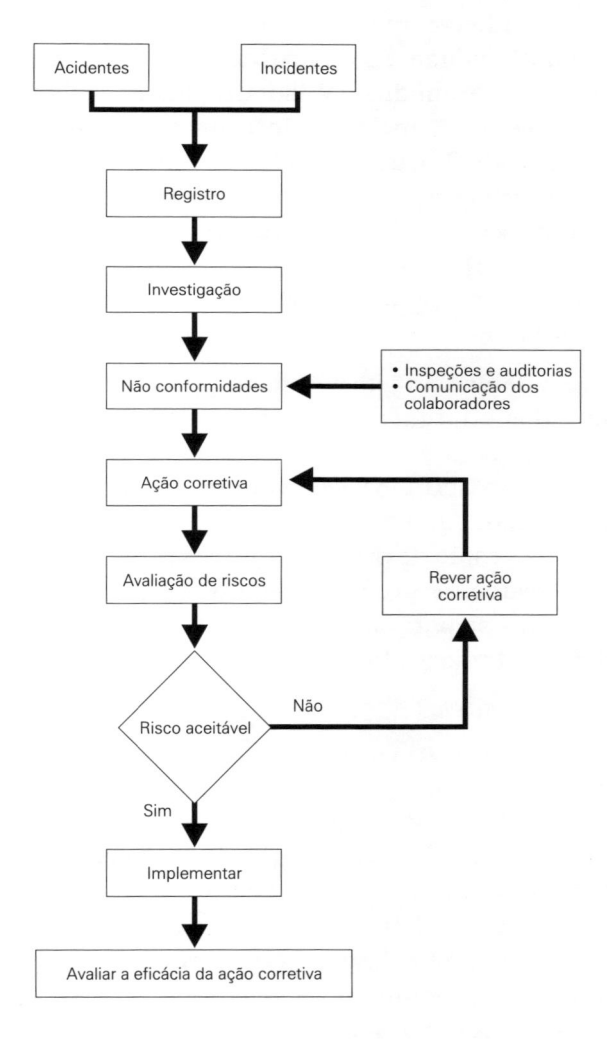

```
    Acidentes      Incidentes
        │              │
        └──────┬───────┘
               ▼
           Registro
               │
               ▼
         Investigação
               │
               ▼
      Não conformidades  ◄──── • Inspeções e auditorias
               │                • Comunicação dos
               ▼                  colaboradores
         Ação corretiva  ◄─────────┐
               │                    │
               ▼                    │
      Avaliação de riscos      Rever ação
               │                 corretiva
               ▼                    ▲
                         Não        │
         Risco aceitável ───────────┘
               │
              Sim
               ▼
          Implementar
               │
               ▼
   Avaliar a eficácia da ação corretiva
```

Administração de projetos

Há de se reconhecer que a administração de projetos não é novidade. Na antiguidade, a construção de pirâmides e aquedutos, certamente necessitaram das habilidades de um gestor de projetos. Para que um projeto seja realizado de forma eficaz, há a necessidade de organizar o trabalho demandado. Taylor aplicou o raciocínio científico e notou que a atividade poderia ser analisada e aperfeiçoada. Já Gantt, sócio de Taylor, estudou detalhadamente a ordem das operações no trabalho. Seus gráficos, completos com barras de tarefas e marcos, representam a sequência e duração de todas as tarefas de um projeto.

A complexidade dos projetos e, mais especificamente, a retração do trabalho e dos suprimentos, na década de 1950 demandaram novas estruturas organizacionais. Foram introduzidos o PERT – Program Evaluation and Review Tecnique – o CPM – Criticam Path Method – para maior controle sobre os projetos. Na década de 1960, a Nasa fez uso da gestão de projetos nos programas: Polaris e Apollo. Em 1969, um grupo de profissionais norte-americanos em gestão de projetos reuniu-se para discutir as melhores práticas, resultando na criação do Project Management Institute (PMI).

Como se Define um Projeto?

É um processo único, consiste de um conjunto de atividades coordenadas e controladas com datas de início e término, o projeto possui um ciclo de vida definido, e é efetuado para alcançar determinado objetivo, conforme requisitos específicos inclui limitações de tempo, custos e recursos. Por sua vez, o PMI enfatiza que um projeto pode ser definido em virtude de suas características distintivas, como empreendimentos que requerem empenhos temporários para criar produtos ou serviços únicos, em outras palavras, todos os projetos possuem duas grandes características que os identificam: é temporário e singular.

Assim sendo, todo projeto tem um começo e um fim: a data de início pode não ser bem definida no momento em que a ideia está se transformando em um projeto. O final precisa ser claramente definido para que todos os participantes cheguem a um consenso sobre o que se compreende ser o projeto completo. Outro aspecto é que todo projeto gera um produto singular: o resultado pode ser tangível, como um prédio ou um software, ou pode ser intangível, como novas diretrizes de contratação de pessoal, por exemplo:

- engenheiros criam um novo leiaute para a fabricação de um painel de automóvel;
- administradores de um hospital redefinem as tarefas das enfermeiras da maternidade;
- engenheiros de fábrica documentam seus processos para obter a certificação ISO.

A gestão de projetos independe da área de aplicação – teoria funciona para todas as áreas. Porém, a definição do seu sucesso depende de uma estrutura de projetos sólida, que podem ser sumarizadas em três componentes:

- **Dentro do prazo** – o produto é entregue de acordo com o cronograma;
- **Dentro do orçamento** – o projeto cumpre a estimativa de custo planejada;
- **Alta qualidade** – o produto tem de ser de alta qualidade almejada.

Fases do Projeto

Fases de planejamento e execução do projeto:

- **Objetivos** – reunir a equipe e desenvolver um plano geral;
- **Atividade** – desenvolver o programa do projeto, traçar o caminho crítico, motivar a equipe, designar pessoas e recur-

sos para a execução das tarefas, elaborar o orçamento, e delegar tarefas conforme as necessidades;

- **Qualificações** – análise do processo, montagem da equipe, delegação, seleção e contratação, e comunicação;
- **Ferramentas** – CPM, Pert e gráficos de Gantt;
- **Estrutura de desmembramento de trabalho** – identificar todas as tarefas de um projeto.

A administração de projetos abrange três fases: planejamento, programação e controle, como ilustrado na figura a seguir. Este tópico resume essas atividades, com ênfase na técnica Pert/CPM.

Fluxograma da administração de projetos

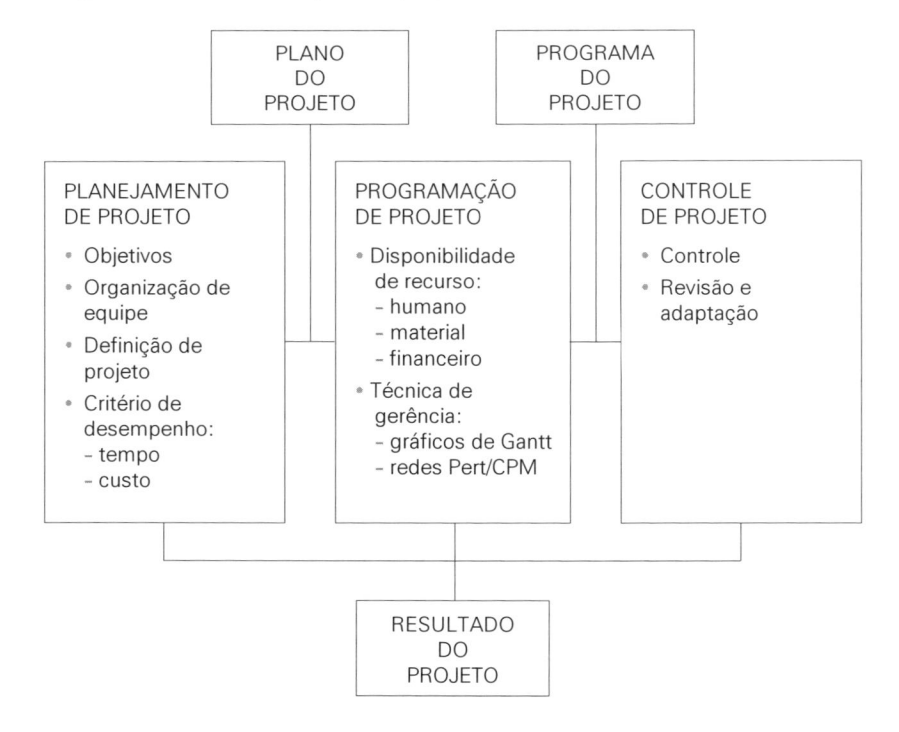

```
        ┌─────────────┐              ┌─────────────┐
        │   PLANO     │              │  PROGRAMA   │
        │    DO       │              │     DO      │
        │  PROJETO    │              │  PROJETO    │
        └─────────────┘              └─────────────┘
```

PLANEJAMENTO DE PROJETO	PROGRAMAÇÃO DE PROJETO	CONTROLE DE PROJETO

• Objetivos
• Organização de equipe
• Definição de projeto
• Critério de desempenho:
  – tempo
  – custo
	• Disponibilidade de recurso:
	  – humano
	  – material
	  – financeiro
	• Técnica de gerência:
	  – gráficos de Gantt
	  – redes Pert/CPM
		• Controle
		• Revisão e adaptação

```
              ┌─────────────┐
              │  RESULTADO  │
              │     DO      │
              │   PROJETO   │
              └─────────────┘
```

Pert/CPM

Técnica de planejamento para múltiplas atividades interdependentes, que envolve a Pert – Program Evaluation Review Technique (Técnica de Revisão e Avaliação de Projetos e Programas) – e o CPM – Critical Path Method (Método do Caminho Crítico).

Para a aplicação do Pert/CPM são considerados os seguintes aspectos:

- **Projeto** – qualquer coisa que se vai fazer.
- **Atividade** – porção de trabalho que consome tempo ou recurso (→).
- **Etapa ou nó** – fim ou início de uma tarefa (○).

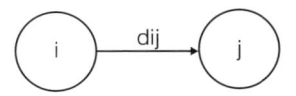

$$i \xrightarrow{d_{ij}} j$$

dij: onde d é a duração da atividade; i e j numeram as atividades; e i é sempre menor que j.

Vantagens da programação pelo diagrama de flechas:

- Coordena o projeto total e todas as atividades inter-relacionadas. Mostra a relação entre cada atividade e o projeto total.
- Obriga a um planejamento lógico. Facilita a organização e a atribuição de trabalho.
- Identifica relações de precedência e sequências especialmente críticas de cada atividade.
- Fornece tempo de conclusão e/ou custo (avaliações) e um padrão para comparar com valores reais.
- Facilita o uso de recursos identificando áreas em que podem ser mudados os recursos financeiros e de material.

O exemplo a seguir é uma demonstração da aplicação da Pert/CPM.

PROJETO: FAZER CAFÉ

ATIVIDADES	DEPENDÊNCIAS	DURAÇÃO (MIN.)
A – Esquentar água	–	20
B – Comprar pó	–	10
C – Preparar materiais	B	5
D – Fazer café	A, C	5

Obs.: O tempo de duração das atividades pode ser medido em horas, dias, semanas e meses.

Diagrama de flechas

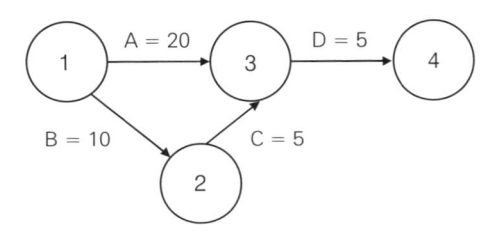

Observando o diagrama, vemos que as atividades que não dependem de nenhuma outra têm seu início em 1, como, por exemplo, *A* e *B*; a atividade *C* depende da *B*, ou seja, só poderá ser executada após a conclusão desta; e a atividade *D* só poderá ser executada após a conclusão da *A* e da *C*.

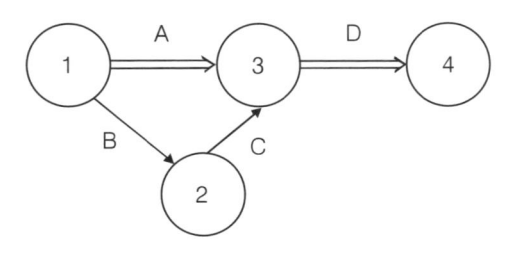

Caminho crítico: ⇒

O *caminho crítico* é o menor tempo em que se pode concluir o projeto. *A* e *D* são atividades críticas e, portanto, seu tempo de execução deve ser rigorosamente controlado.

CRONOGRAMA DE EXECUÇÃO OU GRÁFICO DE GANTT

ATIVIDADES	TEMPO EM MINUTOS
	0 5 10 15 20 25 30
A – Esquentar água	xxxxxxxxxxxxxxxxxxxxxxxxxxxxxxxxxxxxxxx
	=======================
B – Comprar pó	xxxxxxxxxxxxxxxxxxxx
	===========
C – Preparar materiais	xxxxxxxx
	======
D – Fazer café	xxxxxxxxx
	======

xxxxxxxxxx   Primeira data
= = = = =   Segunda data

Problemas propostos*

1. Determine o caminho crítico e a duração do projeto do seguinte diagrama de flechas:

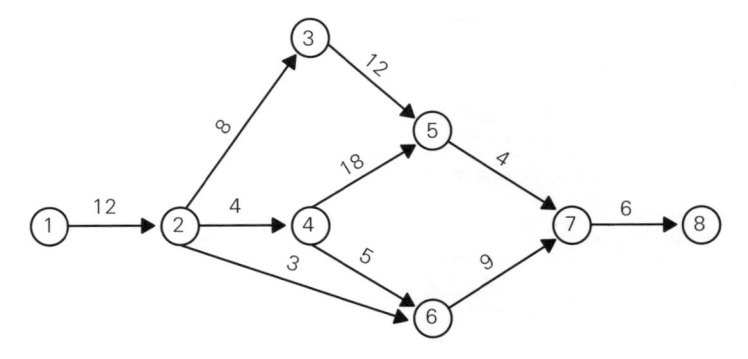

```
                    (3)
                 8 /   \ 12
                  /     ↘
                 /       (5)
                /    18 ↗   \ 4
    12        4      /       ↘        6
(1)────→(2)────→(4)            (7)────→(8)
                 \           ↗
                3 \    5   / 9
                   ↘     /
                    (6)
```

---

* Ver resolução dos problemas 1, 2 e 3 na página 46.

2. Construa o diagrama de flechas para um projeto que tem as seguintes atividades:

ATIVIDADE	PREDECESSORES IMEDIATOS
A	–
B	–
C	A
D	A
E	B, D
F	C, E
G	B, D
H	B, D
I	H
J	F, G, I

3. A partir das especificações do projeto a seguir (construção de um galpão), elabore o diagrama de flechas e o gráfico de Gantt correspondentes.

PROJETO: CONSTRUÇÃO DE UM GALPÃO

ATIVIDADES	DURAÇÃO (MESES)	PRÉ--REQUISITO
A – Projeto do galpão	4,0	D
B – Compra dos materiais	1,0	A
C – Canteiro de obras e verificação pelo Sesmt	2,0	–
D – Sondagem	1,0	–
E – Aterro e compactação	5,0	D
F – Fundação		
F1 – Estaqueamento	1,0	B, E
F2 – Escavação	0,5	F1
F3 – Fôrmas	1,0	F2
F4 – Ferragens	1,0	F3
F5 – Concreto e cura	1,5	F4

(cont.)

ATIVIDADES	DURAÇÃO (MESES)	PRÉ--REQUISITO
G – Estrutura metálica		
G1 – Fabricação	5,0	A
G2 – Montagem	2,0	F5, G1
H – Alvenaria, cobertura, fechamento e piso	1,0	G2

ORGANIZAÇÃO

Nesse tópico a organização é a função administrativa que agrupa e estrutura as atividades necessárias à consecução dos objetivos da empresa.

Princípios

A organização de uma empresa apoia-se em princípios básicos que compreendem:

- **Especialização** – a empresa se organiza em vários departamentos, provocando a divisão do trabalho.
- **Definição funcional** – cada departamento deve ter uma função específica.
- **Autoridade e responsabilidade** – cada responsabilidade deve corresponder a uma autoridade que permita realizá-la, e cada autoridade deve corresponder a uma responsabilidade equivalente.
- **Organização em escala** – os departamentos se organizam em escalas: cada pessoa deve saber exatamente a quem prestar contas.
- **Funções de linha e de *staff*** – as funções de linha são aquelas diretamente ligadas aos objetivos principais da empresa, e as funções de *staff* não se encontram diretamente ligadas.

Estrutura organizacional

- **Formal** – a relação hierárquica é impessoal, através de ordens escritas, circulares, etc.; o pessoal do Sesmt deve atuar formalmente.
- **Informal** – a relação hierárquica é pessoal, fundada na comunicação verbal.

Organograma

É a representação esquemática da estrutura de uma empresa (organização formal). Há basicamente três tipos: linear, funcional e *staff* ou assessoria.

Representamos a seguir esses tipos de organograma.

Organização linear

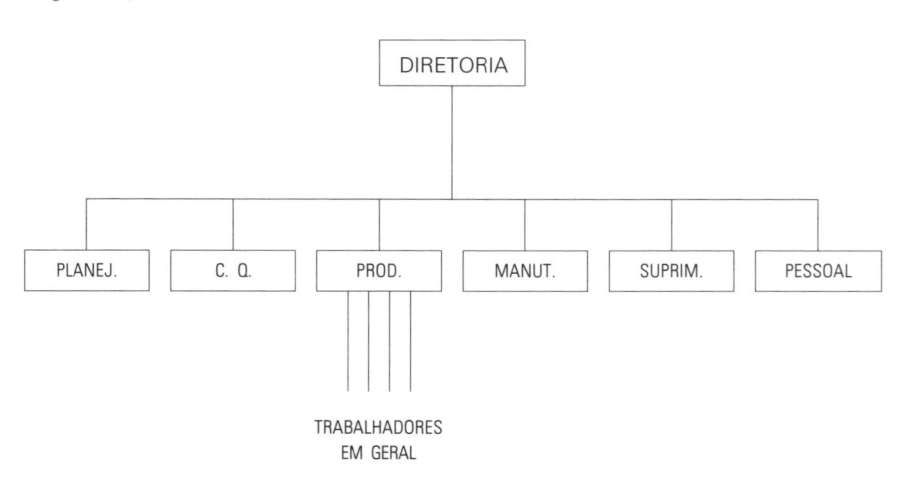

```
                        ┌─────────────┐
                        │  DIRETORIA  │
                        └──────┬──────┘
        ┌────────┬────────┬────┴────┬────────┬────────┐
   ┌────┴───┐┌───┴──┐┌────┴──┐┌─────┴─┐┌─────┴──┐┌────┴────┐
   │PLANEJ. ││ C. Q.││ PROD. ││MANUT. ││SUPRIM. ││ PESSOAL │
   └────────┘└──────┘└───┬───┘└───────┘└────────┘└─────────┘
                      ┌──┴──┐
                      │ │ │ │
                   TRABALHADORES
                     EM GERAL
```

EXEMPLO DE ORGANOGRAMA
DA COMISSÃO INTERNA DE PREVENÇÃO DE ACIDENTES — CIPA

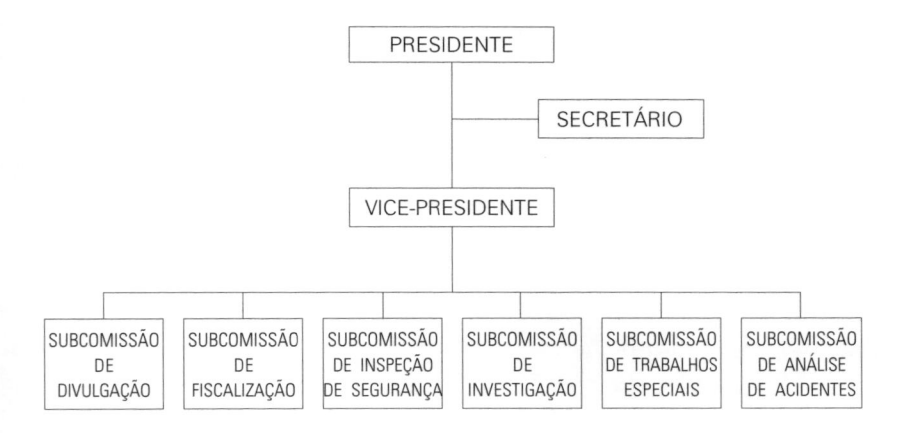

```
                    PRESIDENTE
                        |
                    SECRETÁRIO
                        |
                  VICE-PRESIDENTE
                        |
   ┌────────┬────────┬────────┬────────┬────────┬────────┐
SUBCOMISSÃO SUBCOMISSÃO SUBCOMISSÃO SUBCOMISSÃO SUBCOMISSÃO SUBCOMISSÃO
    DE          DE      DE INSPEÇÃO     DE      DE TRABALHOS DE ANÁLISE
DIVULGAÇÃO  FISCALIZAÇÃO DE SEGURANÇA INVESTIGAÇÃO ESPECIAIS  DE ACIDENTES
```

- **Subcomissão de Divulgação** – deve manter a mentalidade prevencionista entre os funcionários, por meio da utilização de recursos disponíveis (filmes, *slides*, cartazes, publicações, etc.).

- **Subcomissão de Fiscalização e Cobrança** – deve acompanhar a execução das propostas de segurança aprovadas pela Cipa e encaminhadas à Administração.

- **Subcomissão de Inspeção de Segurança** – deve manter programa de inspeção de segurança nos diversos locais de trabalho e elaborar relatórios de inspeção.

- **Subcomissão de Investigação de Acidentes** – deve investigar todos os acidentes a fim de levantar e analisar suas causas, circunstanciais e consequenciais, e propor medidas corretivas e preventivas.

- **Subcomissão de Trabalhos Especiais** – deve coordenar ou executar atividades especiais da Cipa – como organização da Semana Interna de Prevenção de Acidentes do Trabalho (Sipat) e apresentação dos resultados da Cipa durante encontros – e organizar eleições e posse de novas Cipas.

- **Subcomissão de Análise de Acidentes** – deve analisar os acidentes e propor medidas corretivas e preventivas.

Organização funcional

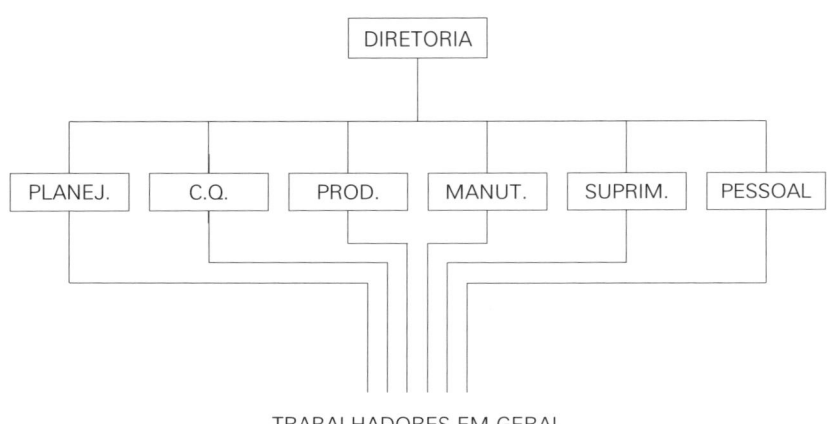

```
                    DIRETORIA
    ┌──────┬──────┬─────┴──┬──────┬──────┐
  PLANEJ.  C.Q.  PROD.   MANUT. SUPRIM. PESSOAL

           TRABALHADORES EM GERAL
```

Organização de staff

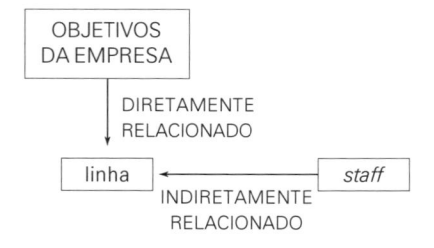

```
    OBJETIVOS
    DA EMPRESA
        │
        ▼ DIRETAMENTE
          RELACIONADO
    ┌───────┐                    ┌───────┐
    │ linha │ ◄───────────────── │ staff │
    └───────┘                    └───────┘
          INDIRETAMENTE
          RELACIONADO
```

A principal função de *staff* é sugerir medidas a seu superior dentro de seu campo de especialização; as medidas propostas podem ou não ser aceitas. Não tem poder decisório.

O Sesmt, de acordo com suas atribuições, constitui uma função de assessoria (*staff*).

Vantagens e desvantagens de cada tipo de organograma

TIPO	VANTAGENS	DESVANTAGENS
Linha	• Responsabilidade definida • Autoridade direta • Unidade de mando • Decisões rápidas • Maior disciplina	• Dificulta o planejamento geral • Grande cadeia de comando • Problemas de comunicação • Problemas de controle • Cada departamento tem uma diretriz
Funcional	• Especialização nas tarefas • Contato maior entre diversos níveis	• Duplicidade de comando • Evasão de responsabilidade • Enfraquecimento de autoridade
Assessoria (*staff*)	• Especialização nas tarefas • Unidade de comando • Sobra mais tempo para os indivíduos de linha • Possibilidade de instalação em qualquer nível	• Dificulta o cumprimento de recomendações • Não serve para nenhuma dimensão de empresa • Não toma decisões

EXEMPLO DE ORGANOGRAMA DE STAFF APLICADO AO SESMT

GERÊNCIA GERAL
- Tem responsabilidade total pela segurança.
- Faz com que as chefias sejam responsáveis pela segurança de todos os trabalhadores.
- Autoriza os gastos com a prevenção de acidentes.
- Aprova os procedimentos normativos formulados pelo Sesmt.
- Participa ativamente do programa de segurança assessorado pelo Sesmt.

SESMT
- Assessora sem autoridade de linha, coordenando as atividades de segurança.
- Prepara e analisa os relatórios de acidentes.
- Dirige as atividades educativas para todos os supervisores e trabalhadores.
- Coordena as atividades e a motivação para a segurança.
- Supervisiona e dirige as investigações de acidentes.
- Verifica o comportamento dos regulamentos de segurança e legislação vigente.
- Elabora e divulga as estatísticas de acidentes.

CIPA
- Divulga e executa a motivação para a segurança do trabalho.
- Investiga os acidentes graves.
- Executa inspeção de segurança.
- Apresenta sugestões visando à eliminação dos riscos de acidentes.
- Coopera na educação prevencionista do trabalhador.
- Apóia o programa de segurança.
- Ajuda a segurança na fiscalização do cumprimento dos procedimentos.

MANUTENÇÃO
- Trabalha em comum acordo com o Sesmt e com os supervisores.
- Coopera em projetos de proteção e acessórios de segurança.
- Elabora a manutenção de todos os equipamentos do ponto de vista da segurança e elabora, também, fichas de manutenção adequadas.
- Executa inspeções programadas de segurança, segundo instruções do Sesmt, e elabora relatórios sobre elas.

SUPERVISORES
- Verificam as normas de segurança.
- Integram os trabalhadores nas práticas preventivas.
- Ensinam os subordinados a trabalhar com segurança.
- São responsáveis pela segurança de seu local de trabalho.
- Responsabilizam-se pelo atendimento de primeiros socorros.
- Relatam à chefia os acidentes ocorridos e suas causas.
- Conhecem os riscos em seus locais de trabalho e procuram mantê-los seguros.
- Colaboram com a Cipa.

TRABALHADORES
- Trabalham de acordo com as medidas de segurança propostas.
- Comunicam as atitudes e condições inseguras.
- Observam as regras e disposições de segurança.
- Colaboram com a Cipa e, quando convidados, aceitam responsabilidades.
- Fazem sugestões de segurança.
- Não executam tarefas que não sejam de seu conhecimento.

DIREÇÃO

Em nível de Sesmt, constitui o comando e a orientação para que se possa executar adequadamente o que foi planejado e organizado.

Princípios

- **Unidade de comando** (para evitar duplicidade de ordens).
- **Delegação de tarefas**.
- **Amplitude de controle** (há um número ideal de subordinados).
- **Coordenação** (para estabelecer um objetivo comum).

Meios

- **Instruções e ordens** para a segurança do trabalho (ordens gerais ou específicas, verbais ou escritas).
- **Comunicação** para a segurança do trabalho.
- **Motivação** para a segurança do trabalho.
- **Liderança** para a segurança do trabalho.
- **Coordenação** para a segurança do trabalho.

Comunicação

Em todas as relações interpessoais está presente o processo de comunicação, seja para ensinar procedimentos de segurança a um funcionário, seja para promover amplo programa de treinamento por meio de uma Sipat.

A palavra *comunicação* vem do latim *communicare* e significa *tornar comum*. Assim, comunicação pode ser entendida como a transmissão de informação e compreensão a partir de símbolos comuns, verbais (palavras) ou não verbais (gestos, sons, etc.).

Um conjunto de símbolos que tenham o mesmo significado para as pessoas envolvidas no processo de comunicação constitui um *código*. Os idiomas são códigos comuns a determinado grupo de pessoas, da mesma forma que o Código Morse ou a linguagem mímica dos surdos.

Vários esquemas teóricos foram criados para explicar o processo de comunicação. Damos a seguir um exemplo:

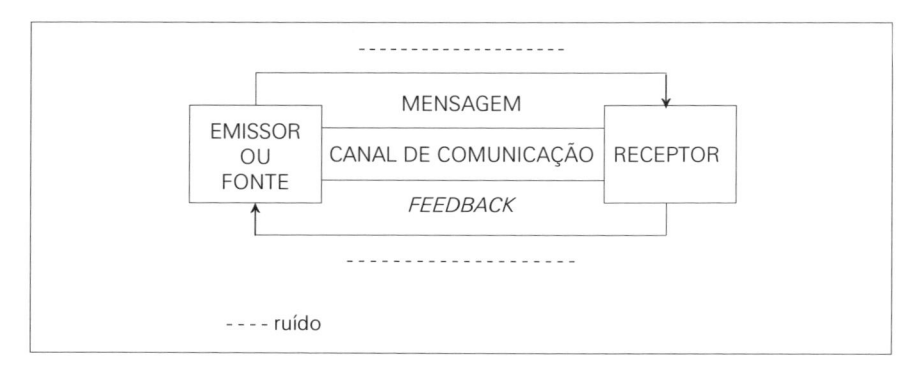

```
                        MENSAGEM
    ┌─────────┐  ┌─────────────────────┐  ┌──────────┐
    │ EMISSOR │  │                     │  │          │
    │   OU    │  │ CANAL DE COMUNICAÇÃO│  │ RECEPTOR │
    │  FONTE  │  │                     │  │          │
    └─────────┘  │      FEEDBACK       │  └──────────┘
                 └─────────────────────┘
            ---- ruído
```

Com base no esquema apresentado, podemos considerar os seguintes elementos da comunicação:

- **Emissor** – aquele que detém ideias, intenções, informação e propósitos de comunicação.

- **Receptor** – aquele a quem se destina a mensagem.

- **Código** – o grupo de símbolos estruturado de maneira a ter significado para um grupo de indivíduos.

- **Mensagem** – resulta do processo de codificação e pode ser verbal ou não verbal; é o que o emissor espera comunicar ao receptor.

- **Meio** – canal de comunicação usado na transmissão da mensagem (comunicação face a face, escrita, por telefone, computador, telex, etc.).

- **Decodificação** – para que o processo de comunicação se complete, a mensagem deve ser decodificada (interpretada) de modo que seja compreendida pelo receptor; o receptor interpreta a mensagem à luz de suas experiências; assim, é fácil entender por que pessoas que têm experiências de vida ou profissionais semelhantes se comunicam entre si com mais facilidade do que aqueles que têm pouca coisa em comum.

- **Feedback** – termo do vocabulário de engenharia que significa *retorno da mensagem*, ou seja, é a resposta que o receptor dá à fonte depois de receber a mensagem; o circuito em *feedback* possibilita um canal para a resposta do receptor, permitindo ao emissor determinar se a mensagem foi recebida e se produziu a resposta desejada.

- **Ruído** – conjunto de fatores que distorcem a mensagem, perturbando o processo de comunicação. Exemplos de fatores:

    - percepção diferenciada da realidade por duas pessoas;
    - palavras com significados diferentes para pessoas diferentes;
    - falta de sensibilidade para comportamentos não verbais;
    - envolvimento emocional;
    - preocupação;
    - bloqueio emocional;
    - hostilidade;
    - carisma (indivíduos que se julgam carismáticos nem sempre se comunicam com precisão);
    - experiências anteriores do receptor, que podem predispor a uma filtragem das mensagens;
    - intenções ocultas (um indivíduo que tenha certo interesse específico pode, em função de suas necessidades, receber mensagens distorcidas ou mesmo bloqueá-las);
    - dificuldade de expressão;

- preconceitos e concepções estereotipadas;
- ambiente físico (o estado físico dos elementos envolvidos pode interferir no processo de comunicação);
- distração (a dificuldade de concentrar a atenção pode levar a problemas no processo de comunicação, ou seja, o receptor capta somente parte da mensagem);
- comportamento defensivo (a insegurança do receptor pode afetar o processo de comunicação: toda questão é encarada por ele como uma acusação e suas respostas tomam forma de justificativas);
- relacionamento ruim entre emissor e receptor;
- *status* (pessoas de *status* diferentes encontram, geralmente, dificuldades para se comunicar entre si).
- **Empatia** – habilidade do emissor em colocar-se no ponto de vista do receptor e assim adequar a mensagem a seu modo de sentir.

COMUNICAÇÃO EM SITUAÇÕES DE RISCO

A comunicação em situações de risco pode ser focada em diversos objetivos, quais sejam:
- alertar o público para uma situação de risco específico;
- acalmar o público para uma situação de risco específico;
- informar sobre a revisão de estimativas de um dado risco;
- mudar o comportamento;
- auxiliar ou buscar auxílio específico;
- solicitar a participação pública e governamental no processo de tomada de decisão;
- superar oposição pública e governamental às decisões; e
- garantir a sobrevivência da organização.

De uma maneira mais geral, os objetivos de uma comunicação de risco podem ser alocados em seis categorias, quais sejam:

- treinamento e informação;
- aprimoramento do conhecimento público;
- mudança de comportamento e ações preventivas;
- metas organizacionais;
- metas de âmbito legal;
- resolução de problemas e conflitos.

COMUNICAÇÃO DURANTE CRISES

LEMBRE-SE
1. Providencie o controle da emergência.
2. Comunique aos órgãos de segurança da empresa e públicos.
3. Comunique aos porta-vozes.
4. Entre em contato com a Equipe de Comunicação.
5. Redija boletim sobre o acidente.

SE A IMPRENSA CHEGAR
1. Certifique-se do nome e veículo de informação do jornalista.
2. Leve-o a um local seguro e confortável.
3. Se houver riscos, explique isso a ele.
4. Esteja preparado para a entrevista.
5. Distribua o boletim do acidente e a folha de dados da empresa.
6. Não se recuse a dar entrevista.
7. Seja franco e honesto na resposta.
8. Não se esqueça de fazer a "ponte".
9. Use linguagem simples.
10. Evite termos técnicos.
11. Não faça piadas ou comentários pessoais.
12. Não dê opiniões.
13. Seja paciente; a obrigação do jornalista é perguntar.
14. Frise sempre que as ações necessárias foram e estão sendo tomadas.

15. Não omita informações, desde que não sejam sigilosas.
16. Preocupe-se apenas com o público, e não com a impressão que vai causar ao repórter, aos familiares ou aos colegas de trabalho.
17. Não especule sobre as causas do acidente.
18. Se não souber responder a algo, diga que não sabe mas vai procurar a resposta.
19. Não dê reportagem exclusiva, a menos que haja apenas um repórter.
20. Não fale extraoficialmente.
21. Não faça comentários sobre danos ou custos.
22. Não coloque a culpa em nenhum funcionário, órgão do governo, etc.

Exemplo de fluxograma de comunicação de uma situação de emergência:

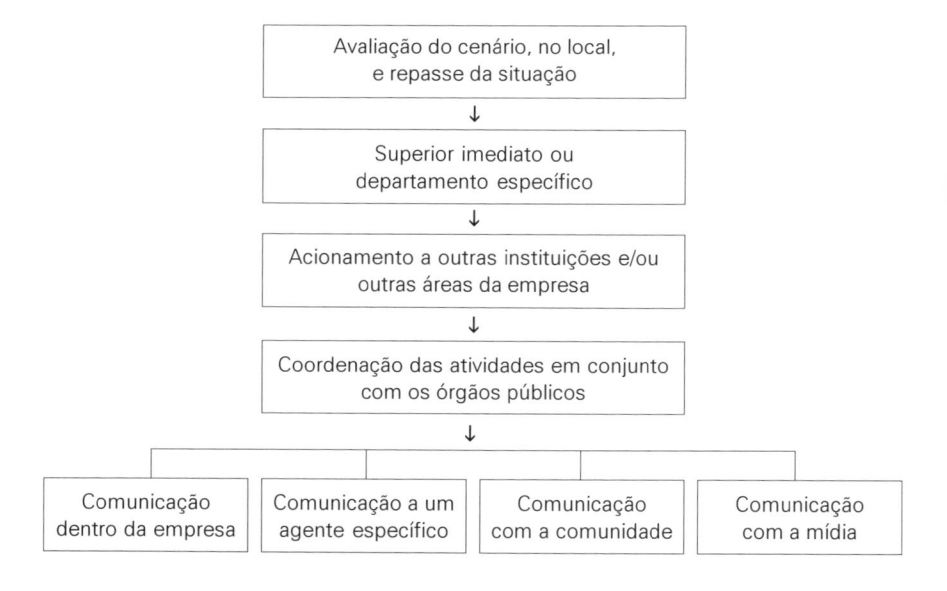

```
┌─────────────────────────────────────┐
│  Avaliação do cenário, no local,    │
│      e repasse da situação          │
└─────────────────────────────────────┘
                  ↓
┌─────────────────────────────────────┐
│       Superior imediato ou          │
│      departamento específico        │
└─────────────────────────────────────┘
                  ↓
┌─────────────────────────────────────┐
│ Acionamento a outras instituições e/ou │
│       outras áreas da empresa       │
└─────────────────────────────────────┘
                  ↓
┌─────────────────────────────────────┐
│ Coordenação das atividades em conjunto │
│       com os órgãos públicos        │
└─────────────────────────────────────┘
                  ↓
```

| Comunicação dentro da empresa | Comunicação a um agente específico | Comunicação com a comunidade | Comunicação com a mídia |

Princípios do bem ouvir

Ouvir bem é fundamental no processo de comunicação e requer a obediência a algumas regras básicas:

- **Pare de falar**, pois você não pode ouvir atentamente enquanto está falando.
- **Coloque-se** no lugar do outro.
- **Pergunte**, caso você não entenda.
- **Não seja apressado**.
- **Olhe para o outro**.
- **Faça o outro sentir** que você está atento.
- **Sorria e deixe entender** que está entendendo, mas não se exceda.
- **Deixe suas preocupações** para trás.
- **Controle sua ira**.
- **Não se distraia**.
- **Preste atenção** na maneira como as coisas são ditas.
- **Identifique o tipo de raciocínio** de seu interlocutor.
- **Avalie fatos e evidências** à medida que são apresentados.

Motivação/campanhas

Genericamente, motivação é o conjunto de fatores psicológicos (conscientes ou inconscientes) que, agindo entre si, determinam o comportamento de um indivíduo ou grupo.

Do ponto de vista do Sesmt, constitui poderoso instrumento de direção. Nesse caso, a *motivação* (o risco) leva uma pessoa ou um grupo de pessoas a praticar uma *ação* (a prevenção de acidentes), e *motivar* quer dizer "despertar o interesse e o entusiasmo pelos assuntos de segurança".

O ponto alto de qualquer atividade promocional e motivacional de segurança do trabalho são as *campanhas*, que constituem uma forma de incentivar atitudes que permitam conhecer e corrigir condições e práticas que podem provocar acidentes.

Essas campanhas têm por objetivo:

- **Divulgar** conhecimentos de normas de segurança.
- **Ajudar** na educação dos trabalhadores quanto à prática constante da prevenção de acidentes.
- **Acrescentar** conhecimentos de segurança, higiene e medicina do trabalho.

Uma campanha baseia-se no seguinte princípio: quanto mais frequentemente uma ideia for exposta a uma audiência, tanto mais fácil será adotá-la. Toda campanha deve caracterizar-se pelo uso intensivo e coordenado dos meios de comunicação na empresa.

SIPAT

A Cipa tem entre suas atribuições despertar o interesse dos empregados pelos assuntos ligados à prevenção de acidentes e de doenças do trabalho, propor cursos e treinamentos a respeito para os empregados e promover a Semana Interna de Prevenção de Acidentes do Trabalho – Sipat (NR-5, da Portaria nº 3.214).

O primeiro objetivo da Sipat é fazer com que todos participem. Para isso, é necessário um levantamento das necessidades e características das pessoas envolvidas, a fim de que haja um planejamento cuidadoso e um cronograma (com data, horário e duração) das palestras e atividades a ser desenvolvidas durante o evento.

Apresentamos a seguir sugestões de atividades para as Sipats.

- Palestras:
  - Bases do comportamento humano e prevenção de acidentes
  - Orientações gerais para a programação de uma Sipat
  - Equipamentos de proteção individual
  - Conscientização, fiscalização e legislação de EPIs (Equipamento de Proteção Individual)
  - Levantamento manual de cargas

- Riscos elétricos
- Prevenção contra incêndios
- Arranjo físico, cor e sinalização
- Cipa
- Iluminação no ambiente de trabalho
- Ventilação
- Métodos de prevenção das doenças ocupacionais
- Primeiros socorros
- Tabagismo
- Alcoolismo
- Aids

- **Concurso de cartazes** – grupos formados entre os trabalhadores elaboram cartazes sobre o tema da prevenção de acidentes. No último dia da campanha, os cartazes são expostos e todos os participantes da Sipat votam para escolher o melhor. Pode-se oferecer prêmio ou medalha ao grupo que elaborou o melhor cartaz. Os melhores trabalhos podem tornar-se temas de calendários a ser distribuídos pela empresa.

- **Sorteios de brindes** – chaveiros, camisas, flâmulas, adesivos, camisetas, etc. com mensagens sobre prevenção de acidentes.

- **Visita dos familiares dos trabalhadores à empresa** – no dia da visita, além de conhecer a empresa, os familiares poderão assistir a um filme sobre prevenção de acidentes.

- **Folhetos impressos** – o conteúdo desses folhetos deve oferecer atividades recreativas envolvendo prevenção de acidentes. Por exemplo: jogos para assinalar diferenças entre figuras semelhantes nas quais apareçam equipamentos de proteção individual; frases para ser completadas sobre o assunto; dominox com palavras pertinentes, etc.

- **Entrega de certificados** – entregues aos participantes no final do evento, de preferência após breve discurso sobre a prevenção de acidentes.

- **Exposição de EPIs e de extintores.**

- *Slogans* – frases sobre prevenção de acidentes podem ser impressas em holerites e circulares. Os *slogans* podem ser escolhidos por concurso entre os participantes da Sipat.

Uma campanha de segurança implica planejamento, produção de material, lançamento, desenvolvimento e avaliação.

- **Planejamento** – o desenvolvimento desta etapa consiste em:

- descobrir quais setores da empresa apresentam maior incidência de acidentes do trabalho ou doença ocupacional;
- fazer o levantamento das principais causas dos acidentes ocorridos;
- verificar quais funcionários devem ser atingidos pela campanha;
- definir objetivos;
- articular-se com o setor de produção gráfica e almoxarifado para elaboração de peças informativas;
- promover reunião com a coordenação;
- criar o logotipo da campanha;
- fazer o orçamento;
- promover o desenvolvimento da campanha;
- fazer a avaliação (após a campanha, é necessária uma avaliação quanto aos métodos, materiais e resultados).

- **Produção de material** – todo o material a ser utilizado na campanha deve ser definido e elaborado nesta etapa. Para tanto, sugere-se:
    - fazer pesquisa bibliográfica para elaboração de materiais para boletins, folhetos, etc.;
    - escolher filmes ou *slides* adequados;
    - elaborar *layout* dos materiais a ser impressos;
    - produzir recursos para as palestras (transparências, álbum seriado, etc.);
    - providenciar reprodução gráfica (número de exemplares necessários);

- distribuir tarefas para o pessoal.
- **Lançamento** – a campanha pode ser lançada com base em recursos efetivos como:
  - mensagem-surpresa que cause impacto e envolva todos os setores da empresa;
  - chamadas que, durante a campanha, canalizem as atenções para o assunto.
- **Desenvolvimento** – esta etapa consiste basicamente em:
  - afixar cartazes ou faixas;
  - inspecionar o material a ser utilizado;
  - distribuir os boletins ou folhetos sobre o assunto;
  - publicar matéria alusiva à campanha (boletim da empresa, publicações especializadas, jornal diário, etc.);
  - exibir filmes, *slides*, transparências, etc.;
  - realizar, nas áreas em que houver o maior índice de acidentes, reuniões específicas de segurança, abordando sua ocorrência, a maneira de evitá-los, as providências a ser tomadas, etc.
- **Avaliação** – consiste em:
  - aplicar os instrumentos de avaliação;
  - tabular os dados;
  - emitir o relatório (com fotos, anexos, recortes, etc.).

MOTIVAÇÃO EM PREVENÇÃO DE ACIDENTES

ÁREA	TÉCNICA	OBJETIVOS GERAIS	OBJETIVOS ESPECÍFICOS
Legal	Punição legal	Cumprir a lei	Uso do equipamento de segurança
Incentivacional	Prêmio	Diminuir acidentes	Uso do equipamento de segurança
Educacional	Formação/Informação	Aceitar o programa de prevenção de acidentes	Comportamento prevencionista
Profissional	Treinamento adequado	Desempenho da função	Uso correto e seguro de instrumentos de trabalho
Ambiental	Avaliação/Correção de condições ambientais	Condições seguras	Dispositivos de segurança / Ambiente físico adequado / Métodos e processos seguros

Liderança

Liderança é a capacidade, baseada no prestígio pessoal, de influenciar, motivar e persuadir pessoas, com o objetivo de atingir metas estabelecidas. No âmbito de uma empresa, ela pode ser expressa pelo processo de comunicação. O detentor dessa qualidade está apto para o exercício do poder.

Poderíamos, contudo, falar distintamente de líder natural, imposto e outorgado. Donde se deduz, e a experiência comprova, que o poder do líder pode ser:

- **Coercitivo** – baseado no medo.
- **Recompensador** – apoiado na esperança que tem o liderado de receber um prêmio ou elogio, se aceitar as ideias do líder.
- **Legítimo** – decorrente do cargo ocupado pelo indivíduo.

- **Técnico** – dado pela capacidade, especialidade e aptidões específicas do líder.

- **Carismático** – decorrente de certos traços da personalidade do líder que são admirados pelos liderados.

Podemos também distinguir três formas de liderança:

- **Autoritário** – o líder tem poder absoluto, toma as decisões e as impõe.

- **Democrático** – o líder procura dividir as responsabilidades, apresentando várias alternativas e fazendo com que o assunto seja debatido por todos, para evitar tensões e conflitos.

- **Liberal** – o líder se omite, não se impõe e depende demasiadamente do grupo que deveria comandar.

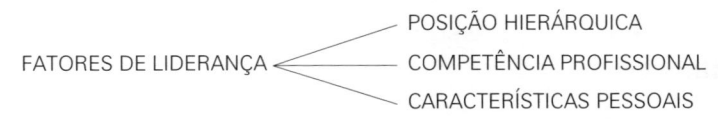

FATORES DE LIDERANÇA
- POSIÇÃO HIERÁRQUICA
- COMPETÊNCIA PROFISSIONAL
- CARACTERÍSTICAS PESSOAIS

Em termos de Sesmt, o exercício eficaz da liderança depende do desenvolvimento de determinadas qualidades como:

- **Sensibilidade situacional** – para avaliar situações, facilitando o diagnóstico preciso da realidade.

- **Flexibilidade de estilo** – para adequar-se às situações que se apresentam.

- **Gestão situacional** – para administrar a situação na qual se está inserido.

- **Autopercepção** – para perceber seus recursos e limitações pessoais.

Coordenação

Coordenar significa unir e harmonizar todas as atividades e esforços das diferentes pessoas, tendo em vista um objetivo comum. Em termos de Sesmt, o objetivo é a eliminação dos acidentes e das doenças profissionais.

A importância da coordenação para o Sesmt reside no fato de que todas as atividades relacionadas à segurança do trabalho precisam ser integradas e sincronizadas para que seus objetivos sejam plenamente alcançados.

Controle

É a função administrativa que consiste em medir e corrigir o desempenho para assegurar que os objetivos da empresa sejam atingidos.

Para o Sesmt, o controle envolve correção das condições inseguras e prevenção contra novos acidentes e doenças profissionais.

MOTIVAÇÃO E SEGURANÇA

O desempenho do trabalhador, em termos de segurança, depende do seu nível de motivação e da sua capacidade. Esta é função da seleção e do grau de formação. A motivação é, contudo, bastante mais complexa, dependendo de vários fatores, tais como: o clima e o estilo da organização na perspectiva do trabalhador (influenciada pela entidade patronal, pela direção da empresa, pelo pessoal ligado à segurança), a sua própria personalidade (ego), o fato de se sentir ou não realizado no trabalho que executa, fatores de motivação inerentes ao próprio trabalho (promoção, responsabilidade), grupo de trabalho e sindicato.

Ao desempenho segue a recompensa (positiva ou negativa), que influencia o seu grau de satisfação em relação à tarefa executada.

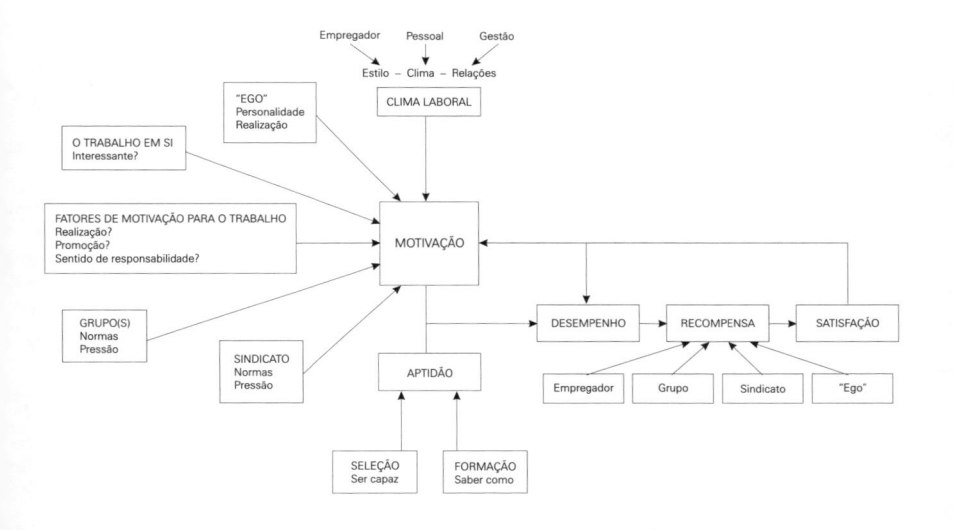

O modelo de motivação-recompensa-satisfação

A recompensa é atribuída pela entidade patronal (e pela organização), pelo grupo de trabalho, pelo sindicato e pela sua própria sensibilidade em relação à tarefa cumprida (recompensa intrínseca).

O trabalhador estabelece, então, a comparação entre a recompensa e aquilo que espera receber, daí resultando um determinado grau de satisfação ou insatisfação, que influencia (anel de retroalimentação) o seu nível de motivação para o desempenho com segurança de uma nova tarefa.

Resolução dos problemas propostos nas páginas 24 e 25.

Exercício 1

1, 2, 6, 7, 8 = 30 unidades de tempo

Exercício 2

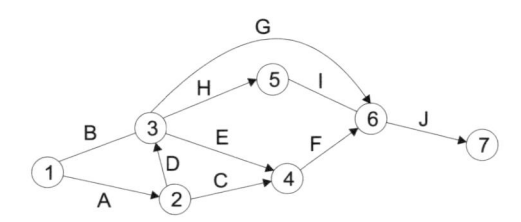

Exercício 3

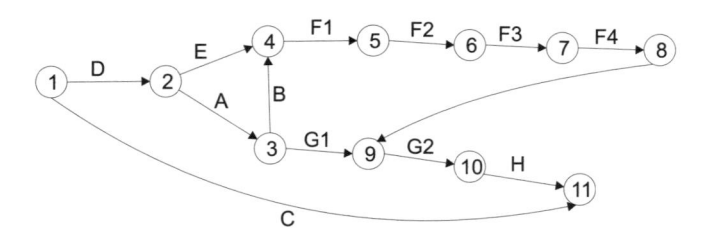

A ORGANIZAÇÃO DO TRABALHO – PRINCIPAIS LINHAS TEÓRICAS

Quatro escolas fundamentam a organização do trabalho: escola de administração científica, escola de relações humanas, escola sociotécnica e escola japonesa.

ESCOLA DE ADMINISTRAÇÃO CIENTÍFICA (TAYLORISMO/FORDISMO)

No início do século XX, desenvolveu-se a chamada escola de administração científica – baseada no pensamento de F. W. Taylor –, cuja abordagem é técnica e mecanicista. A obra de Taylor, fundamentada em experiências reais, destacava os métodos de racionalização do trabalho.

Eis as ideias-mestras da administração científica:

- **Estudar o modo ótimo** de desempenhar uma tarefa com o objetivo de passar do sistema ordinário para o científico, estabelecendo método padronizado, articulado sob o comando da gerência.

- **Selecionar cuidadosamente** os trabalhadores para cada tarefa e treiná-los de modo que a executem de acordo com as determinações da gerência.
- **Conceder gratificação ou prêmio** como recompensa ao trabalhador que consiga fazer toda a tarefa no tempo prefixado.
- **Separar as funções de planejamento** e execução, definindo-as como atribuições precisas.
- **Estudar tempos e movimentos** com o objetivo de corrigir e aperfeiçoar as técnicas de trabalho, aumentando, assim, a eficiência do trabalhador.

Uma derivação importante da escola de administração científica é o *Fordismo*, criado pelo industrial americano Henry Ford (1863-1947), cuja proposta é dividir e subdividir as tarefas em movimentos, reduzindo ao mínimo os movimentos de cada operário e visando à aprendizagem rápida, ao menor esforço mental, a menores salários e à facilidade de controle com maior poder da administração sobre os trabalhadores.

Essa proposta traduz bem o que Adam Smith expressou: "Em qualquer [...] processo de fabricação, os efeitos da divisão do trabalho são similares aos que se observam em atividades simples".

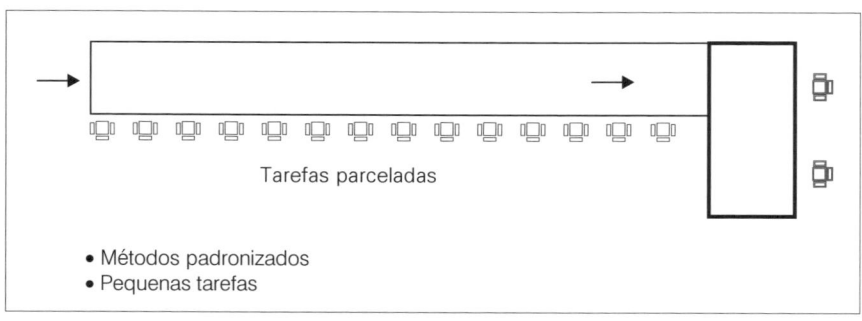

Tarefas parceladas

- Métodos padronizados
- Pequenas tarefas

Linha de montagem

ESCOLA DE RELAÇÕES HUMANAS (ENRIQUECIMENTO DE CARGOS)

A Teoria do Enriquecimento de Cargos originou-se por volta dos anos 1950, a partir da evolução da escola de relações humanas, para a qual o homem é um *ser social*. Difere, nesse sentido, da concepção defendida pela administração científica, que considera o homem como *ser econômico-racional*. Seus fundamentos são o aumento planejado de responsabilidades e o desafio ao trabalhador para que desenvolva ao máximo suas capacidades e motivações.

Esta teoria propõe:

- **Unidades naturais** de trabalho.

- **Revezamento de trabalho** a intervalos regulares.

- **Ampliação da tarefa** – cada operação consiste em um ciclo completo, com pelo menos uma unidade, componente ou produto, sendo executada por um único cargo.

- **Integração vertical** – agrupamento de atividades não inerentes ao cargo (o trabalhador poderia detectar os defeitos do produto, ser responsável pela manutenção do equipamento, etc.).

- **Interação da ampliação da tarefa** com a integração vertical – obtêm-se os efeitos benéficos dessas duas pela desobstrução dos canais de comunicação, com rápido *feedback*.

O enriquecimento de cargos, portanto, propõe que se criem cargos com diversas atribuições, oferecendo ao empregado oportunidades de planejar seu próprio trabalho, tomar decisões e gozar de maior autonomia, aumentando, assim, sua responsabilidade pelos resultados.

Um exemplo clássico de enriquecimento de cargos é o de uma empresa americana de telefones e telégrafos, onde, antes, cada um dos 14 operadores perfurava 1/14 dos cartões; após a adoção da política de enriquecimento de cargos, cada operador foi responsabilizado por determinadas tarefas de perfuração. Com o passar do tempo, um dos operadores ficou responsável pela folha de pagamento de um departamento que tinha outras tarefas. Finalmente, cada operador passou a ter um ou mais "clientes" com quem teria de tratar para resolver quaisquer problemas que surgissem.

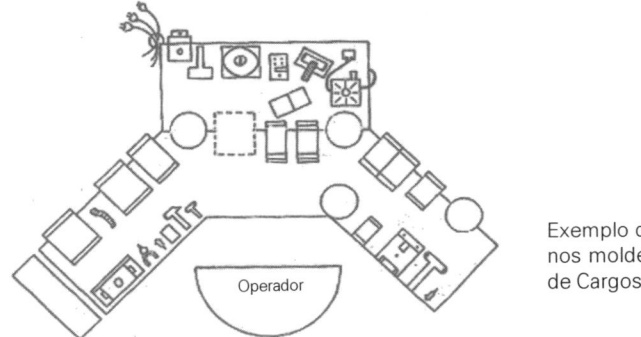

Exemplo de posto de trabalho nos moldes do Enriquecimento de Cargos.

ESCOLA SOCIOTÉCNICA (GRUPOS SEMIAUTÔNOMOS)

A Teoria dos Grupos Semiautônomos originou-se em 1948, nas minas de Durham, na Inglaterra. Muitas experiências e pesquisas têm sido feitas em torno dessa nova proposta de organização do trabalho, a maioria por organizações como o Instituto Tavistock, da Inglaterra, o Instituto de Psicologia da Noruega e a Força-Tarefa de Questões Colaborativas, da Suécia.

As ideias-mestras da Teoria dos Grupos Semiautônomos são:

- **As pessoas discutem entre si**, planejam e organizam seu próprio trabalho.
- **As tarefas são completas**.
- **Revezamento** – os indivíduos são treinados para executar várias tarefas do grupo ou todas elas.

- **Autonomia** – o grupo toma as decisões sobre programações, métodos, alocação do trabalho, etc.
- **As recompensas são grupais.**

O grupo semiautônomo incorpora os aspectos sociais e técnicos envolvidos no processo produtivo, visando à máxima produtividade; difere, portanto, do enriquecimento de cargos, cujas concepções são eminentemente técnicas. O desempenho e a satisfação dependem de um sistema sociotécnico, ou seja, da mistura dosada de tecnologia e elemento humano.

Um grupo semiautônomo é uma equipe de trabalhadores que realiza cooperativamente as tarefas que lhe são designadas, com baixo nível de detalhamento e sem que seus cargos sejam predefinidos.

As justificativas para esse esquema contemplam tanto o aspecto social como o técnico: no social, a cooperação e o inter-relacionamento requeridos entre os elementos do grupo; no técnico, a autorregulação (flexibilidade).

Os aspectos básicos das organizações sociotécnicas, por sua vez, são: organização sistêmica; sistema aberto; otimização conjunta; singularidade organizacional; autodesempenho; aprendizado contínuo; mudança permanente; funções ampliadas de forma ótima; autorregulação; concepção partilhada; multidisciplinaridade; estrutura plana; estilo participativo; cooperação e colaboração; e comprometimento.

Um exemplo clássico de grupos semiautônomos é o da fábrica Volvo, na Suécia, em sua planta de Kalmar, que produz automóveis num esquema envolvendo 30 grupos de 15 a 20 trabalhadores. Nessa fábrica, cada grupo é responsável por uma parte identificável do carro (sistema elétrico, rodas, portas, etc.), estabelece seu próprio ritmo, faz sua própria inspeção e tem sua área de lazer; enfim, cada grupo organiza seu próprio trabalho de forma que os membros possam trabalhar em subgrupos ou individualmente.

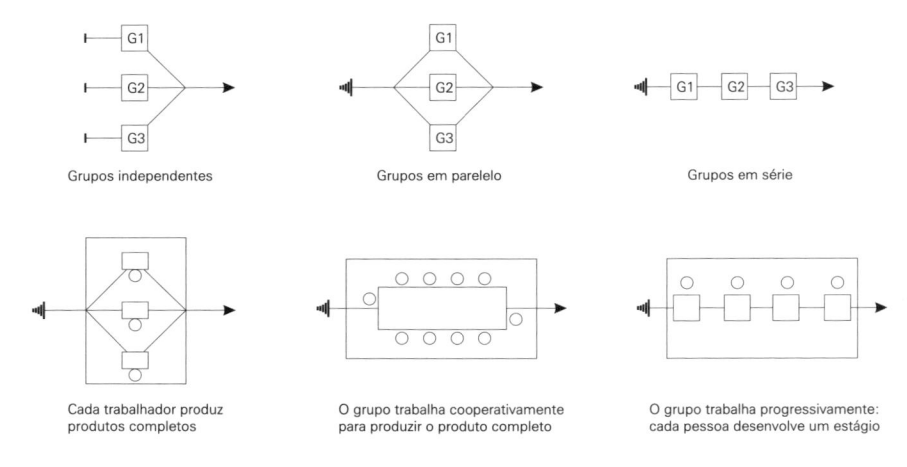

Grupos independentes	Grupos em parelelo	Grupos em série
Cada trabalhador produz produtos completos	O grupo trabalha cooperativamente para produzir o produto completo	O grupo trabalha progressivamente: cada pessoa desenvolve um estágio

Exemplos de maneiras de organizar grupos.

ESCOLA JAPONESA (*LEAN PRODUCTION*)

A premissa básica dessa nova escola surge por intermédio de Ohno, com a seguinte indagação: "O que fazer para aumentar a produtividade, quando as quantidades não aumentam?". A solução estaria em colocar a fábrica "sob tensão" pela liberalização da produção, da "autonomação"[1] e da multifuncionalidade dos trabalhadores.

As ideias-mestras para se dispor dentro desse esquema de gestão de produção, evidenciadas pela escola japonesa, podem ser:

- **Flexibilidade às variações da demanda** como ponto-chave para a produtividade.

- **Aumento da eficiência** pela disponibilidade de tarefas com diferentes rotas e necessidades de processamento e adequado controle de liberalização de trabalho, de modo que o autobloqueio, como parada das máquinas, possa ser evitado.

---
1 Autonomação: ideia de autonomia na automação (por exemplo, uma célula de fabricação com flexibilidade).

- **Conceito de operário polivalente ou multifuncional**, podendo diminuir o número de operários necessários e aumentar a produtividade – como os operários se tornam multifuncionais, podem participar da flexibilidade da fábrica e sentir-se melhor com seu trabalho.

As técnicas da nova escola japonesa tentam manter maior controle sobre a manufatura com uma proposta flexível de gestão de produção, reduzindo os tempos de espera. Essa flexibilidade é muito útil, nos dias de hoje, uma vez que as previsões são difíceis e não confiáveis.

POSTULADOS BÁSICOS DA LEAN PRODUCTION

1. Trabalho em grupo.
2. Comunicação.
3. JIT – uso eficiente dos recursos e eliminação do desperdício.
4. Espírito de melhoria contínua – o *Kaizen*.

QUADRO COMPARATIVO DAS ESCOLAS (ESQUEMAS DE ORGANIZAÇÃO DO TRABALHO) COM ALGUNS CONDICIONANTES

	ESCOLA DE ADMINISTRAÇÃO CIENTÍFICA	ESCOLA DE RELAÇÕES HUMANAS	ESCOLA SOCIOTÉCNICA	ESCOLA JAPONESA
Pressupostos sobre a produtividade/ desempenho	Especialização e competência técnica	Enfatiza as pessoas	Interação com o ambiente (autorregulação)	Envolvimento incitado
Pressupostos sobre o trabalho/trabalhador	Alta divisão do trabalho	Autonomia do empregado	Trabalha o indivíduo com ênfase na abordagem social e técnica	Desespecialização da qualificação
Pressupostos sobre o ambiente	Trata a organização como uma máquina	Trata as pessoas como grupo de pessoas	Não é definida, *a priori*, a organização do trabalho	Círculo virtuoso de cooperação
Limitações/críticas	Trabalha o indivíduo com ênfase no aspecto mecanicista	Trabalha o indivíduo com ênfase apenas no aspecto social, dando continuidade na escola clássica	Ideia de grupo faz com que haja resistência por parte do empresariado e a otimização tem que ser conjunta (social + técnico)	Trabalha o indivíduo com ênfase na autonomação
Acidentes/doenças ocupacionais esperadas	Alto grau de acidentes/doenças ocupacionais	Baixo grau de acidentes	Médio grau de acidentes	Alto grau de acidentes/ doenças ocupacionais

A seguir elaboramos um quadro comparativo com alguns condicionantes das escolas que mais se destacaram: escola de administração científica (taylorismo/fordismo) e escola japonesa (*Lean production*).

QUADRO COMPARATIVO DOS ESQUEMAS DE ORGANIZAÇÃO DO TRABALHO (ESCOLA JAPONESA – ESCOLA DE ADMINISTRAÇÃO CIENTÍFICA)

CONDICIONANTE	ESCOLA JAPONESA	ESCOLA DE ADMINISTRAÇÃO CIENTÍFICA
Época	1950	1900/1913
Fundador	T. Ohno	F. W. Taylor/H. Ford
Local	Toyota de Kansai	Bethlehem Steel/Ford M. Company
Enfoque central	Desespecialização da qualificação dos trabalhadores (polivalência e plurifuncionalidade)	Parcelização e repetitividade do trabalho
Fator tempo	Padrões flexíveis e tempos partilhados	Alocado/imposto
Princípio da produção	Produção puxada pelo fim da linha	Produção empurrada do começo da linha
Layout	As máquinas são dispostas de tal forma para que se tornem o suporte de operações sucessivas	Divisão do trabalho
Modelo de *layout*	Melhor: Os operadores podem ajudar uns aos outros. Poderia aumentar a produção com o terceiro operador. Melhor: Uma das várias vantagens da linha em U é o melhor acesso ao operador. Aqui, cinco operadores foram reduzidos para quatro.	Péssimo: Operadores presos. Nenhuma chance de trocar elementos do trabalho entre eles. (*Layout* de linha de submontagem comum nas fábricas americanas.) Péssimo: Linha reta difícil de equilibrar.

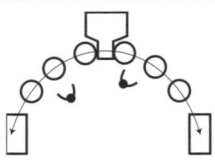

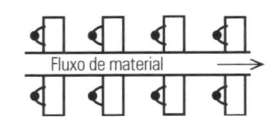

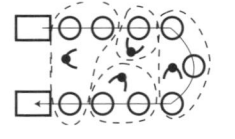

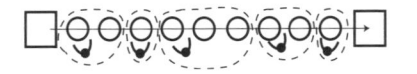

Recepção de mercado	Custos baixos para mercados estagnados e economia de crescimento lento ou mercados de expansão, mas de produtos variados e diferenciados (mais se coaduna nos dias de hoje)	Economia de custos de fabricação para mercados em expansão de produtos estandardizados
Salários	Envolvimento incitado	Envolvimento imposto

ATRIBUIÇÕES E RESPONSABILIDADES

Os conceitos de segurança do trabalho e segurança patrimonial geraram uma confusão generalizada, levando a uma situação em que muitas vezes um é tomado pelo outro. Convém, portanto, antes de mais nada, tentar explicá-los sucintamente, já que desse esclarecimento depende a compreensão de todo este tópico.

Segurança do trabalho é o conjunto de recursos e técnicas aplicadas, preventiva ou corretivamente, para proteger os trabalhadores dos riscos de acidentes implicados em um processo de trabalho ou na realização de uma tarefa.

Segurança patrimonial é o conjunto de recursos e técnicas, ostensivas ou não, aplicadas, preventiva ou repressivamente, para resguardar os recursos produtivos de uma organização contra os riscos oferecidos pela ação, intencional ou não, das pessoas.

O quadro seguinte é ilustrativo das diferenças entre esses dois conceitos.

SETORES CONDICIONANTES	SEGURANÇA DO TRABALHO	SEGURANÇA PATRIMONIAL
Objetivo	Prevenção de acidentes do trabalho	Proteção do patrimônio e dos segredos industriais da organização
Objetivo evidente	Homem	Bens
Atividade básica	Assessoramento (prevenção)	Fiscalização e repressão
Método de ação	Conscientização e orientação	Imposição e coação
Imagem do profissional	Técnico	Policial
Método de investigação	Determinar as causas técnicas de um fato	Descobrir o responsável por um fato

É importante ressaltar que, em muitos sentidos e de forma indireta, a segurança do trabalho tem também caráter de proteção ao patrimônio da empresa: a colocação de equipamentos de combate a incêndio que permitam apagar o fogo rapidamente protege a vida do trabalhador e evita também que os bens da empresa sejam danificados; a manutenção preventiva de determinado equipamento ou máquina permite a descoberta de peças desgastadas, cuja falha pode lesar um trabalhador ou danificar de modo irreparável o equipamento; exames pré-admissionais e periódicos realizados nos motoristas de empilhadeiras previnem problemas de saúde que poderiam provocar acidentes durante o transporte de materiais, causando a morte do motorista e/ou de algum companheiro de trabalho e perda da própria empilhadeira.

Não é interessante para um técnico de segurança acumular cargos, uma vez que isso prejudicaria suas atividades na área de prevenção de acidentes. Ele deve, contudo, realizar cursos de complementação em outras áreas (sempre com o intuito de acumular conhecimentos).

RESPONSABILIDADES GERAIS

A segurança do trabalho é uma responsabilidade inerente à totalidade dos integrantes de uma empresa, quer ela esteja ou não enquadrada entre as que são obrigadas a constituir um Sesmt. Damos a seguir as atribuições, responsabilidades e atividades dos vários escalões de uma empresa (inclusive o Sesmt) particularmente pertinentes à segurança do trabalho.

Sesmt

O Sesmt é uma organização vertical com acesso a todos os níveis hierárquicos, que lidera o desenvolvimento, a orientação e o controle do programa de segurança, segundo as leis vigentes e a política da empresa. Está regido por normas e legislação, tendo portanto atribuições claramente definidas do ponto de vista legal. Entre outras atividades elabora estudos de acidentes e de condições de trabalho, levantando as necessidades de treinamento ou promoção e recomendando as medidas a ser tomadas.

Primeiro escalão (diretoria, administração, etc.)

Os membros executivos da empresa têm total responsabilidade institucional por ela. A eles cabe definir as responsabilidades e atribuições funcionais, por meio de uma política clara e abrangente de toda a organização, e apoiar administrativa e financeiramente o necessário desenvolvimento da prevenção de acidentes, bem como participar ativamente nas atividades prevencionistas.

Escalão intermediário (gerência, superintendência)

É responsável pela efetivação do programa de segurança do trabalho e pelos resultados alcançados, orientando os supervisores de linha e controlando o desempenho de cada um nesse sentido. Deve estar entrosado com o Sesmt para melhor solução e prevenção de problemas, com participação prevencionista ativa, e fornecer informações completas à administração a respeito do assunto.

Escalão de linha (supervisor, mestre, encarregado, etc.)

Cabe a este escalão executar os programas de segurança nas áreas de trabalho, de acordo com instruções específicas, fornecer instruções de segurança aos subordinados e controlar os respectivos desempenhos, além de manter a disciplina em tudo o que se refere à segurança e estar plenamente entrosado com o pessoal do serviço de segurança.

Empregados comuns (sem cargo administrativo)

Como os demais, devem obedecer às normas de segurança gerais ou específicas, comunicar acidentes e condições perigosas, cooperar com a Cipa e com o serviço de segurança e colaborar com a ordem, a limpeza e a disciplina.

Cipa (Comissão Interna de Prevenção de Acidentes)

A Cipa também é regida por legislação, de modo que deve atuar de acordo com ela e articuladamente com o programa de segurança da empresa, estando em entrosamento pleno com o Sesmt.

Outros setores (técnicos ou administrativos)

Devem também atuar de acordo com a política de segurança do trabalho, empregar seus recursos para a sua execução integral e estar entrosados com o serviço de segurança.

SESMT – REQUISITOS E COMPETÊNCIAS

De acordo com a Portaria nº 3.214 – Normas Regulamentadoras (NRs), as empresas obrigadas a constituir Sesmt deverão exigir dos profissionais que as integram comprovação de que satisfazem os seguintes requisitos:

- **Engenheiro de segurança do trabalho** (ou arquiteto) – ser portador de certificado de conclusão de curso de especialização em engenharia de segurança do trabalho, em nível de pós-graduação.

- **Médico do trabalho** – ser portador de certificado de conclusão de curso especializado em medicina do trabalho, em nível de pós-graduação, ou portador de certificado de residência médica em área de concentração em saúde do trabalhador ou denominação equivalente, reconhecido pela Comissão Nacional de Residência Médica do Ministério da Educação, ambos emitidos por universidade ou faculdade que mantenha curso de graduação em Medicina.

- **Enfermeiro do trabalho** – ser portador de certificado de curso de especialização em enfermagem do trabalho, em nível de pós-graduação, ministrado por universidade ou faculdade que mantenha curso de graduação em Enfermagem.

- **Auxiliar de enfermagem do trabalho** (ou técnico de enfermagem) – ser portador de certificado de conclusão de curso de qualificação de auxiliar de enfermagem do trabalho, ministrado por instituição especializada, reconhecida e autorizada pelo Ministério da Educação.

- **Técnico de segurança do trabalho** – ser portador de registro profissional expedido pelo Ministério do Trabalho.

Compete aos profissionais integrantes do Sesmt:

1. Aplicar os conhecimentos de engenharia de segurança e de medicina do trabalho ao ambiente de trabalho e a todos os seus componentes, inclusive máquinas e equipamentos, para reduzir e até mesmo eliminar os riscos ali existentes à saúde do trabalhador.

2. Determinar – quando esgotados os meios conhecidos para eliminação do risco e ele persistir, ainda que reduzido – a utilização, pelo trabalhador, de equipamentos de proteção individual (EPI), de acordo com o que determina a NR-6, desde que a concentração, intensidade ou característica do agente assim o exija.

3. Colaborar, quando solicitado, nos projetos e na implantação de novas instalações físicas e tecnológicas da empresa, exercendo a competência disposta no parágrafo 1º.

4. Responsabilizar-se tecnicamente pela orientação quanto ao cumprimento do disposto nas NRs aplicáveis às atividades executadas pela empresa e/ou seus estabelecimentos.

5. Manter permanente relacionamento com a Cipa, valendo-se ao máximo de suas observações, além de apoiá-la, treiná-la e atendê-la, conforme dispõe a NR-5.

6. Promover a realização de atividades de conscientização, educação e orientação dos trabalhadores para a prevenção de acidentes do trabalho e doenças ocupacionais, por meio tanto de campanhas quanto de programas de duração permanente.

7. Esclarecer e conscientizar os empregados sobre acidentes do trabalho e doenças ocupacionais, estimulando-os em favor da prevenção.

8. Analisar e registrar em documento(s) específico(s) todos os acidentes ocorridos na empresa ou estabelecimento, com ou sem vítima, e todos os casos de doença ocupacional, descrevendo a história e as características do acidente e/ou da doença, os fatores ambientais, as características do agente e as condições do(s) indivíduo(s) com doença ocupacional ou acidentado(s).

9. Registrar mensalmente os dados atualizados de acidentes do trabalho, doenças ocupacionais e agentes de insalubridade, preenchendo, no mínimo, os quesitos descritos nos modelos de mapas constantes nos quadros estatísticos III, IV, V e VI da NR-4, devendo a empresa encaminhar um mapa contendo avaliação anual dos mesmos dados à Secretaria de Segurança e Medicina do Trabalho até o dia 31 de janeiro, através do órgão regional do Ministério do Trabalho.

10. Manter os registros de que tratam os parágrafos 8º e 9º na sede dos serviços especializados em engenharia de segurança e em medicina do trabalho ou em local de fácil acesso para esses serviços, sendo de livre escolha da empresa o método de arquivamento e recuperação, desde que sejam asseguradas condições de acesso aos registros e entendimento de seu conteúdo, devendo ser guardados somente os mapas anuais dos dados correspondentes aos parágrafos 8º e 9º por um período não inferior a 5 anos.

11. As atividades dos profissionais integrantes dos Sesmt são essencialmente prevencionistas, embora não seja vedado o atendimento de emergência, quando necessário. Entretanto, está incluída entre suas atividades a elaboração de planos de controle de efeitos de catástrofes e de disponibilidade de meios que visem ao combate de incêndios e ao salvamento e imediata atenção à vítima de qualquer acidente.

Os Sesmts deverão manter entrosamento permanente com a Cipa, dela valendo-se como agente multiplicador, e estudar suas observações e solicitações, propondo soluções corretivas e preventivas.

ATRIBUIÇÕES DO TÉCNICO DE SEGURANÇA

- **Informar o empregador**, em parecer técnico, sobre os riscos existentes nos ambientes de trabalho, bem como orientá-lo sobre medidas de eliminação e neutralização.
- **Informar os trabalhadores** sobre os riscos da sua atividade, bem como as medidas de eliminação e neutralização.
- **Analisar os métodos e os processos** de trabalho e identificar os fatores de risco de acidentes do trabalho, doenças profissionais e do trabalho e a presença de agentes ambientais agressivos ao trabalhador, propondo sua eliminação ou seu controle.

- **Executar os procedimentos de segurança** e higiene do trabalho e avaliar os resultados alcançados, adequando-os às estratégias utilizadas de maneira a integrar o processo prevencionista em uma planificação, beneficiando o trabalhador.

- **Executar programa de prevenção** de acidentes do trabalho e de doenças profissionais e do trabalho nos ambientes de trabalho, com a participação dos trabalhadores, acompanhando e avaliando seus resultados, bem como sugerindo sua atualização e estabelecendo procedimentos a serem seguidos.

- **Promover debates, encontros, campanhas**, seminários, palestras, reuniões, treinamentos e utilizar outros recursos de ordem didática e pedagógica com o objetivo de divulgar as normas de segurança e higiene do trabalho, assuntos técnicos, administrativos e prevencionistas, visando evitar acidentes do trabalho e doenças profissionais e do trabalho.

- **Executar as normas de segurança** referentes a projetos de construção, ampliação, reforma, arranjos físicos e de fluxos, visando à observância das medidas de segurança e higiene do trabalho, inclusive por terceiros.

- **Encaminhar, aos setores e áreas competentes**, normas, regulamentos, documentos, dados estatísticos, resultados de análises e avaliações, materiais de apoio técnico, educacional e outros materiais de divulgação, para conhecimento e autodesenvolvimento do trabalhador.

- **Indicar, solicitar e inspecionar equipamentos** de proteção contra incêndio e outros materiais considerados indispensáveis, de acordo com a legislação vigente, dentro das qualidades e especificações técnicas recomendadas, avaliando seu desempenho.

- **Cooperar com as atividades de preservação** do meio ambiente, orientando quanto ao tratamento e destinação dos resíduos industriais, incentivando e conscientizando o trabalhador da sua importância para a vida.

- **Orientar as atividades desenvolvidas** por empresas contratadas, quanto aos procedimentos de segurança e higiene do trabalho previstos na legislação ou constantes em contratos de prestação de serviço.

- **Executar as atividades ligadas à segurança** e higiene do trabalho utilizando métodos e técnicas científicas e observando dispositivos legais e institucionais que visem à eliminação, ao controle ou à redução permanente dos riscos de acidentes do trabalho e à melhoria das condições do ambiente, para preservar a integridade física e mental dos trabalhadores.

- **Levantar e estudar os dados estatísticos** de acidentes do trabalho, doenças profissionais e do trabalho e calcular sua frequência e gravidade para ajustes das ações prevencionistas, normas, regulamentos e outros dispositivos de ordem técnica que permitam a proteção coletiva e individual.

- **Articular-se e colaborar com os setores** responsáveis pelos recursos humanos, fornecendo-lhes resultados de levantamentos técnicos de riscos das áreas e das atividades, para subsidiar a adoção de medidas de prevenção em nível de pessoal.

- **Informar os trabalhadores e o empregador** sobre as atividades insalubres, perigosas e penosas existentes na empresa, seus riscos específicos, bem como as medidas e alternativas para sua eliminação ou neutralização.

- **Avaliar as condições ambientais de trabalho** e emitir parecer técnico que subsidie o planejamento e a organização do trabalho de forma segura para o trabalhador.

- **Articular-se e colaborar com órgãos e entidades** ligados à prevenção de acidentes do trabalho e de doenças profissionais e do trabalho.

- **Participar de seminários, treinamentos, congressos** e cursos visando ao intercâmbio e ao aperfeiçoamento profissional.

MATRIZ DE RESPONSABILIDADES POR FUNÇÕES

REQUISITOS DA OHSAS 18001:2007		ADM	DEXEC	PROD	MAN	RH	SESMT	GGSST
4.2 Política de SST		X						
4.3 Planejamento	1. Identificação de perigos, avaliação de riscos e determinação de controles		X	X	X		X	X
	2. Requisitos legais e outros requisitos		X	X	X	X	X	X
	3. Objetivos e programa(s)	X	X	X	X	X	X	X
4.4 Implementação e operação	1. Recursos, funções, responsabilidades, prestação de contas e autoridades	X	X			X		X
	2. Competência, treinamento e conscientização	X	X	X	X	X	X	X
	3. Comunicação, participação e consulta	X	X			X	X	X
	4. Documentação		X				X	X
	5. Controle de documentos		X				X	X
	6. Controle operacional		X	X	X	X	X	X
	7. Preparação e resposta a emergências		X	X	X	X	X	X
4.5 Verificação	1. Monitoramento e medição do desempenho		X	X	X	X	X	X
	2. Avaliação do atendimento a requisitos legais e outros	X	X	X	X		X	X
	3. Investigação de incidente, não conformidade, ação corretiva e ação preventiva	X	X	X	X	X	X	X
	4. Controle de registros	X	X			X	X	X
	5. Auditorias						X	X
4.6 Análise crítica pela direção		X	X					X

DESCRIÇÃO DAS FUNÇÕES DA MATRIZ DE RESPONSABILIDADES POR FUNÇÕES

Administração (ADM) – Detém a autoridade executiva e tem as seguintes responsabilidades: aprovar a política e os objetivos de SST; aprovar e promulgar o manual de gestão da SST e o plano de emergência interno; nomear o representante da gestão para o sistema de gestão de SST; efetuar a revisão do sistema de gestão de SST; prover os recursos necessários à condução da política e dos objetivos.

Diretor Executivo (DEXEC) – É o representante da gestão e coordenador do sistema e tem as seguintes responsabilidades: estabelecer a política de SST definida pela administração e zelar pelo seu cumprimento; implementar e manter o sistema de gestão da SST, de acordo com os requisitos da norma OHSAS 18001:2007; definir os objetivos de SST; aprovar a documentação do sistema integrada; aprovar os programas de gestão da SST; aprovar o programa de auditorias internas; assegurar a comunicação referente a questões de SST; coordenar o processo de identificação de perigos e avaliação dos riscos; avaliar periodicamente a execução dos programas de gestão da SST, em conjunto com os respectivos responsáveis; assessorar a administração na revisão do sistema de gestão da SST; aprovar o plano de treinamento.

Gestor do Sistema SST (GGSST) – Propõe os objetivos de SST com as seguintes responsabilidades: colaborar com todos os departamentos no processo de identificação dos perigos e avaliação dos riscos; identificar, analisar e promover a implementação dos requisitos legais e outros aplicáveis, em matérias de SST; promover a consulta e participação dos colaboradores em matérias de SST; colaborar com os responsáveis envolvidos na definição dos objetivos e programas de gestão da SST; acompanhar as ações corretivas e preventivas controlando a eficácia da sua implementação; despachar as comunicações internas relacionadas com o sistema de gestão da SST; elaborar, rever e distribuir os procedimentos de sistema; centralizar os dados relativos à monitoração e medição do desempenho da organização em matérias de SST e verificar a sua conformidade com os requisitos legais ou outros e com os objetivos estabelecidos e comunicar internamente os resultados; elaborar anualmente o programa de auditorias internas e gerenciar todo o processo de auditorias internas de SST, contribuindo para a sua melhoria contínua.

Departamento de Produção (PROD) – Assegura a operação dos equipamentos da organização, manipulando substâncias e materiais do produto acabado e tem as seguintes responsabilidades: assegurar a correta identificação dos perigos e avaliação dos riscos nos vários setores do departamento; assegurar o cumprimento dos objetivos e programas de gestão da SST, da responsabilidade dos seus setores; assegurar a implementação e cumprimento dos procedimentos e instruções de trabalho aplicáveis aos seus setores; dinamizar as atividades previstas no plano de emergência interno para os setores da sua responsabilidade; proceder à identificação dos perigos e avaliação dos riscos existentes; ajudar na definição dos objetivos e programas de gestão da SST; elaborar as instruções de trabalho aplicáveis; implementar os objetivos e programas de gestão da SST contribuindo para a sua melhoria contínua; implementar e manter os procedimentos e instruções de trabalho; definir e implementar ações corretivas ou preventivas em nível operacional.

Departamento de Manutenção (MAN) – Assegura os equipamentos com suas capacidades operativas em condições de segurança, manipula as substâncias e preparações necessárias às operações de limpeza, lubrificação e reparo e tem as seguintes responsabilidades: assegurar a correta identificação dos perigos e avaliação dos riscos nos vários setores do departamento; assegurar o cumprimento dos objetivos e programas de gestão da SST, da responsabilidade dos seus setores; assegurar a implementação e cumprimento dos procedimentos e instruções de trabalho aplicáveis aos seus setores; coordenar e garantir a operacionalidade do plano de emergência interno e atividades associadas; proceder à identificação dos perigos e avaliação dos riscos existentes no seu setor; ajudar na definição dos objetivos e programas de gestão da SST, relativos ao seu setor; implementar os objetivos e programas de gestão da SST, relativos ao seu setor; implementar e manter os procedimentos e instruções de trabalho aplicáveis ao seu setor contribuindo para a sua melhoria contínua; definir e implementar ações corretivas ou preventivas, em nível operacional; instalar e manter os equipamentos, cumprindo estritamente as instruções dos fabricantes.

Recursos Humanos (RH) – Ajuda na definição dos objetivos e programas de gestão da SST e tem as seguintes responsabilidades: implementar os objetivos e programas de gestão da SST; implementar e manter os procedimentos e instruções de trabalho aplicáveis; coordenar o levantamento das necessidades e elaborar planos de qualificação/treinamento de SST e assegurar a realização das ações planejadas; manter vigilância contínua da saúde, através da realização periódica de exames médicos a toda a população da organização, levando em conta os fatores de risco potencialmente geradores de doença, mantendo os registros clínicos relativos a cada trabalhador devidamente organizados; efetuar o controle dos requisitos legais e contratuais referentes aos colaboradores; promover e manter relacionamento de boa colaboração com o gestor e todos os demais intervenientes no sistema de gestão da segurança e saúde no trabalho, garantindo o cumprimento dos requisitos do sistema e contribuindo para a sua melhoria contínua.

Responsável pelo Serviço de Segurança e Medicina do trabalho (SESMT) – O SESMT promove e mantém as condições que assegurem a integridade física e mental dos trabalhadores, a que correspondem as seguintes responsabilidades: dar parecer, informar e prestar apoio em matéria de riscos previsíveis e respectivas medidas de prevenção relativas às instalações, locais, equipamentos e processos de trabalho na fase de desenvolvimento e implementação de novos projetos e/ou processos; colaborar com os vários departamentos na identificação dos perigos e avaliação dos riscos para a segurança e saúde nos locais de trabalho e controle periódico dos riscos resultantes da exposição a agentes químicos, físicos, biológicos, ergonômico e mecânico; planejar a prevenção, de forma integrada, incluindo todos os níveis e atividades; organizar os meios destinados a prevenção e proteção, coletiva e individual, e coordenar as medidas a adotar em caso de perigo grave e iminente; promover o planejamento e a organização de simulacros e exercícios para testar a capacidade de resposta a situações de emergência; coordenar os meios operacionais e logísticos na resposta a situações de emergência, de acordo com as atribuições definidas no plano de emergência interno; proceder à análise e estudo dos acidentes de trabalho e das doenças profissionais e à divulgação dos respectivos relatórios; selecionar e propor o equipamento de proteção individual; selecionar e propor o equipamento de resposta a emergências; informar sobre os riscos para a segurança e saúde no trabalho, bem como as medidas de proteção e de prevenção, promovendo a cultura de segurança da organização; consultar os colaboradores sobre as ações corretivas e preventivas a implementar; promover a aplicação dos preceitos legais e dos procedimentos e normas de segurança, higiene e saúde no trabalho; proceder à afixação de sinalização de segurança nos locais de trabalho; efetuar as inspeções de SST, de acordo com o plano, sobre o grau de controle dos riscos e sobre a observância das normas e medidas de prevenção nos locais de trabalho; propor, acompanhar e controlar ações que visem a garantir a segurança e higiene das instalações e locais de trabalho, bem como a adequação das condições de trabalho às exigências humanas; assegurar o controle de acessos às instalações e da respectiva movimentação interna; recolher e organizar os elementos estatísticos relativos à SST na organização; assegurar o funcionamento e a manutenção dos equipamentos de combate a incêndios; elaborar anualmente o relatório de atividade de SST; promover e manter um relacionamento de boa colaboração com o gestor e todos os demais intervenientes no sistema de gestão da SST, garantindo o cumprimento dos requisitos do sistema e contribuindo para a sua melhoria contínua.

Comissão Interna de Prevenção de Acidentes (CIPA) – A CIPA é um órgão consultivo constituído de acordo com a legislação, composta de representantes eleitos pelos trabalhadores e representantes designados pela organização, assessorada pelo responsável do SESMT e tem as seguintes responsabilidades: propor ações de melhoria nos assuntos de SST; avaliar as medidas que, pelo seu impacto nas tecnologias, nos processos ou nas funções, tenham repercussão na SST; efetuar visitas periódicas às instalações; dar parecer sobre o plano e a organização da qualificação/treinamento no domínio da SST; dar parecer sobre os procedimentos do sistema de gestão da SST; analisar as estatísticas dos acidentes, incidentes e doenças ocupacionais e elaborar propostas e informações, tendo em vista a prevenção de acidentes; dar parecer sobre os resultados da identificação de perigos e avaliação dos riscos; dar parecer sobre equipamentos de proteção individual e coletiva.

RELACIONAMENTO DO SESMT

Na sua função de administrar as atividades de prevenção e de segurança na empresa, o Sesmt deve manter ótimo relacionamento com todas as áreas técnicas e administrativas, além de servir como mediador, quando necessário, entre as áreas que têm responsabilidade de participar ativamente da segurança do trabalho.

Para facilitar eventual consulta pelos interessados, limitamo-nos a listar as atribuições do Sesmt relativamente a cada nível de organização da empresa.

ADMINISTRAÇÃO

- **Discussão e aprovação de normas** de segurança da empresa.
- **Discussão de alterações** que vierem a ser recomendáveis nas diretrizes básicas de segurança.
- **Apreciação de modificações** legais ou normativas.
- **Estabelecimento de objetivos** e apreciação dos resultados.

GERÊNCIA

- **Instruções e programas** específicos.
- **Medidas técnicas e/ou administrativas** que devam ser tomadas.
- **Apreciação de resultados.**
- **Avaliação do desempenho** dos supervisores nas atividades de prevenção.
- **Soluções para problemas** de condições de trabalho e de atuação do pessoal nos programas estabelecidos.

SUPERVISÃO

- **Assessoramento na condução** da execução dos programas de segurança.
- **Estudo de problemas de segurança** da área e encaminhamento de soluções.
- **Investigação dos acidentes** e medidas para anular a repetição.

FINANÇAS

- **Planejamento e controle** orçamentários das verbas destinadas à segurança.
- **Análise dos custos** dos acidentes.

EMPREGADOS

- **Integração dos novatos**, participação em treinamentos e respectivas reciclagens.

- **Inspeções de segurança** ou análises de riscos, quando informações ou opiniões dos trabalhadores forem necessárias.
- **Investigação de acidentes**, quando a participação do acidentado ou de outros for importante para elucidação das causas.
- **Sugestões ou informações** que visem à melhoria da segurança.
- **Participação em campanhas** promocionais de prevenção.

CIPA

- **Atendimento das sugestões**, recomendações e reivindicações dos membros da Cipa.
- **Organização e realização** das eleições da Cipa.
- **Treinamento prévio** dos eleitos.
- **Divulgação de normas** e regulamentos de segurança que a comissão pode apoiar com sucesso.
- **Promoções de segurança** em geral e, em particular, as Semanas de Prevenção de Acidentes.

SERVIÇO DE MEDICINA DO TRABALHO

- **Acesso aos registros e controles médicos**, a fim de possibilitar melhor controle estatístico e investigação para subsidiar a segurança do trabalho.
- **Avaliação conjunta das condições de higiene**, pesquisa ambiental, toxicológica e de meios de controle.
- **Estudo dos produtos químicos** para controle dos riscos quanto a uso e manuseio.
- **Apreciação e opinião em projetos** e processos quando envolvem problemas de segurança e de saúde.

- **Desenvolvimento de campanhas** conjuntas de higiene e de condições sanitárias.

- **Apreciação conjunta das sugestões** da Cipa ou de outros setores, quando o assunto for de interesse comum.

MANUTENÇÃO

- **Discussão e encaminhamento** das medidas recomendadas para solucionar problemas emergentes relacionados com a segurança.

- **Estudos de tópicos de segurança** a ser observados na manutenção.

- **Implantação de normas de segurança** nos trabalhos relacionados com a manutenção.

ENGENHARIA

- **Evitar que projetos de edificações**, instalações, equipamentos, etc. tenham falhas no que diz respeito à legislação ou às normas de segurança reconhecidas.

- **Evitar que novos processos de trabalho** ou modificações em antigos processos venham a comprometer a segurança do trabalho.

- **Incluir normas de segurança** nas folhas de processo de cada operação.

- **Evitar que produtos químicos** sejam utilizados sem que se conheçam seus riscos e medidas de precaução.

- **Prevenir riscos** de qualquer natureza.

SUPRIMENTOS

- **Adquirir EPIs com certificado** de aprovação e de acordo com as especificações estabelecidas pelo Sesmt.
- **Impedir recebimento de materiais**, equipamentos, etc. fora dos requisitos de segurança.
- **Verificar que os estoques de materiais** sejam armazenados corretamente.
- **Implementar a NR** relativa à movimentação e ao manuseio de materiais.

LABORATÓRIO

- **Conhecimento dos componentes químicos** consumidos e reconhecimento das respectivas periculosidades.
- **Estudo dos produtos perigosos**, visando à sua substituição por outros de menor periculosidade.
- **Participação nos planos e atividades** de disposição ou neutralização de resíduos de produtos químicos.
- **Colaboração na elaboração de normas** aplicáveis ao manuseio, armazenagem e transporte de materiais quimicamente perigosos.

RECURSOS HUMANOS

- **Atuação conjunta**, do ponto de vista da segurança, no plano de integração de novos empregados.
- **Apoio a treinamentos**, de acordo com as necessidades da empresa.
- **Avaliação dos programas** de treinamento em segurança.

CUSTOS DOS ACIDENTES

O pessoal do Sesmt costuma referir-se aos custos dos acidentes para justificar investimentos em sua prevenção, porém não tem condições de levantá-los com exatidão e, portanto, de definir em que porcentagem eles incidem no custo do produto. Uma das razões disso está em que os conceitos tradicionais para levantamento desses custos não se têm mostrado eficazes. Para esse levantamento seria necessário calcular o custo direto, ou segurado, e o custo indireto, ou não segurado.

Vários fatores são responsáveis por essa ineficácia:

- dificuldade em assimilar tais conceitos por parte das pessoas--chave das empresas;
- dificuldade em obter as informações necessárias para a determinação do custo indireto ou não segurado;
- não aceitação dos números ou aceitação com desconfiança;
- fragmentação das informações e das responsabilidades referentes às consequências dos acidentes;
- discutível aplicação prática da maioria dos métodos conhecidos para o controle do referido custo.

NOVO CONCEITO

Uma pesquisa feita pela Fundacentro revelou a necessidade de modificar os conceitos tradicionais de custos de acidentes e propôs nova sistemática para a sua elaboração, com enfoque prático, denominada *custo efetivo dos acidentes*:

$$Ce = C - i$$

em que:

Ce = custo efetivo do acidente;

C = custo do acidente;

i = indenizações e ressarcimentos recebidos por meio de seguro ou de terceiros (valor líquido);

e:

$$C = C_1 + C_2 + C_3$$

em que:

C_1 = custo correspondente ao tempo de afastamento (até os 15 primeiros dias) em consequência de acidentes com lesão;

C_2 = custo referente aos reparos e reposições de máquinas, equipamentos e materiais danificados (acidentes com danos à propriedade);

C_3 = custos complementares relativos às lesões (assistência médica e primeiros socorros) e aos danos à propriedade (outros custos operacionais, como os resultantes de paralisações, manutenção e lucros interrompidos).

O cálculo de C_1 é fácil. O de C_2 e C_3 depende da organização interna da empresa para seu levantamento.

Fichas

Para facilitar o controle e o levantamento desses custos, a Fundacentro propôs a adoção de duas fichas sintetizadas, uma para a comunicação do acidente e outra para o cálculo de seu custo, conforme páginas 76 e 77.

Análise custo-benefício das atuações preventivas

Toda a medida preventiva se traduz por um custo e a sua verdadeira rentabilidade só poderá ser confirmada mediante uma adequada análise custo-benefício.

O balanço entre custos e benefícios pode ser expresso pelo seguinte gráfico:

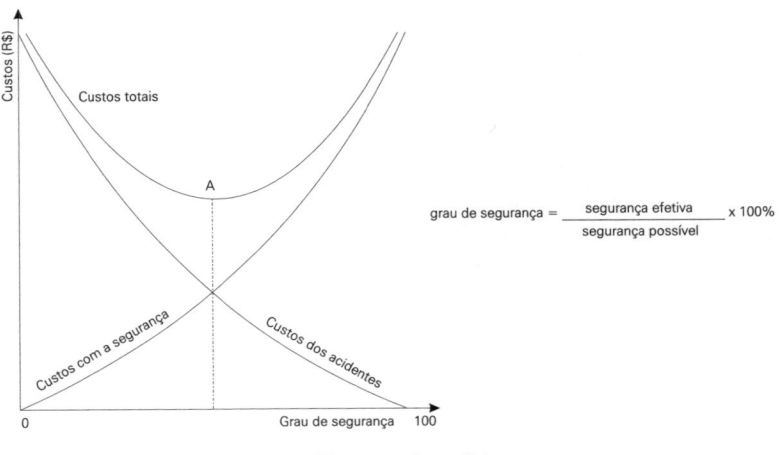

$$\text{grau de segurança} = \frac{\text{segurança efetiva}}{\text{segurança possível}} \times 100\%$$

Análise custo-benefício

FICHA DE COMUNICAÇÃO DE ACIDENTE

☐ ACIDENTE COM LESÃO
☐ ACIDENTE COM DANO À PROPRIEDADE

1 UNIDADE	2 SETOR	3 LOCAL DO ACIDENTE

4 TIPO DE ATIVIDADE	5 HORA DO ACIDENTE	6 DATA DO ACIDENTE
	_____ h _____ min	_____ / _____ / _____

7 DESCRIÇÃO DO ACIDENTE
_____
_____
_____
_____
_____
_____

8 EMPREGADOS DIRETAMENTE ENVOLVIDOS NO ACIDENTE

NOME	MATRÍCULA	FUNÇÃO

9 MÁQ., EQUIP. E MATERIAIS ABRANGIDOS	10 EXTENSÃO DOS DANOS

11 PRINCIPAIS CAUSAS DO ACIDENTE
_____
_____
_____

12 INFORMANTES

NOME	MATRÍCULA	FUNÇÃO

13 Data do envio da ficha para o Setor de Segurança do Trabalho: _____ / _____ / _____	14 RESPONSÁVEL PELO PREENCHIMENTO Nome: _____ Função: _____ Assinatura: _____

FICHA PARA O CÁLCULO DO CUSTO EFETIVO DE ACIDENTES

1 FICHA Nº _____ / _____
☐ Acidente com lesão
☐ Acidente com dano à propriedade

2 FICHA DE COMUNICAÇÃO DE ACIDENTE
a) Recebida em: ____ / ____ / ____
b) Unidade: _____
c) Setor: _____

3 LOCAL DO ACIDENTE
_____

4 HORA DO ACIDENTE
____ h ____ min

5 DATA DO ACIDENTE
____ / ____ / ____

6 ACIDENTE COM LESÃO
a) Nome do acidentado: _____
b) Matrícula: _____ c) Função: _____
d) Principais causas do acidente: _____

e) Consequências do acidente: _____
f) Tempo de afastamento: _____
g) Salário por hora: R$ _____
h) Custo relativo ao tempo de afastamento:
   (até os 15 primeiros dias)
   { · Salário: R$ _____
   · Encargos sociais: R$ _____
   · Outros: R$ _____ }
i) Observações: _____
_____ TOTAL 1: R$ _____ C_1

7 ACIDENTE COM DANO À PROPRIEDADE
a) Máquina(s)/equipamento(s) danificado(s): _____
b) Material(is) danificado(s): _____
c) Principais causas do acidente: _____

d) Custo dos reparos ou reposições:
   { · Máquina(s) e equipamento(s): R$ _____
   · Material(is): R$ _____ }
e) Observações: _____
_____ TOTAL 2: R$ _____ C_2

8 CUSTOS COMPLEMENTARES
a) Acidente com lesão:
   { · Assistência médica: R$ _____
   · Primeiros socorros: R$ _____
   · Outros: R$ _____ }
b) Acidente com dano à propriedade:
   { · Outros custos operacionais: R$ _____ }
c) Observações: _____
_____ TOTAL 3: R$ _____ C_3

9 CUSTO DO ACIDENTE R$ _____ $C = C_1 + C_2 + C_3$

10 INFORMANTES

NOME	FUNÇÃO	DATA	ASSINAT.

11 RESPONSÁVEIS P/ PREENCHIMENTO

NOME	FUNÇÃO	DATA	ASSINAT.

CONTROLE DE ESTOQUES

Estoque é uma certa quantidade de itens mantidos em disponibilidade constante e renovados permanentemente para a realização de produtos, serviços, etc.

O objetivo do controle de estoques é evitar a falta de material e/ou de produtos, sem, contudo, mantê-los em quantidades que ultrapassem as expectativas reais: os níveis devem ser estabelecidos em equilíbrio com as demandas de consumo.

Para administrar estoques é necessário ter o controle e a responsabilidade pela manutenção, em nível ideal, de determinadas quantidades de itens, por um período determinado e ao menor custo.

TIPOS DE ESTOQUES

- **Matéria-prima**.
- **Produtos acabados**.

- **Componentes.**
- **Material de escritório.**
- **Equipamentos de proteção individual** (EPIs), etc.

AFERIÇÃO

A aferição de estoques pode ser feita dos seguintes modos:
- **Quantitativo** (pçs., m, un.).
- **Barométrico** (t, kg, g).
- **Volumétrico** (m^3, l, ml).

INVENTÁRIO

Método utilizado para conciliar as posições indicadas em ficha (controles) com os saldos físicos existentes, ou seja, para verificar divergências, materiais obsoletos ou em mau estado e desvios.

Os inventários podem ter várias modalidades:
- **Anual** (época de balanço).
- **Período fixo**.
- **Permanente**.
- **Rotativo**.
- **Mínimos estoques**, etc.

Para a execução do inventário são considerados:
- **A época**;
- **A equipe que vai executá-lo**;

- **Os materiais a ser inventariados;**
- **Os impressos utilizados.**

Um inventário normalmente compreende três etapas:
- **Contagem.**
- **Verificação.**
- **Fiscalização.**

COMPORTAMENTO DO ESTOQUE (CONSUMO CONSTANTE)

Para explicar o comportamento do estoque, julgamos conveniente partir de um exemplo concreto no âmbito de uma empresa, expressando-o em um gráfico usual.

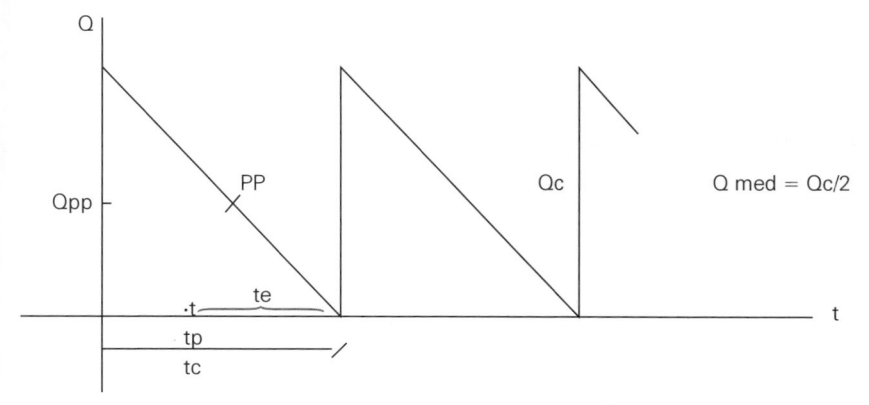

Gráfico do comportamento do estoque (consumo constante)

em que:

Q = quantidade;

t = tempo;

tc = tempo de consumo do lote de compra;

PP = ponto de pedido;

tp = tempo de pedido;

te = tempo de espera (tempo do fornecedor + tempo de procedimento interno);

Qpp = nível do estoque para ser efetuado o pedido de compra;

Qc = lote de compra.

$$\text{Sendo: } Qpp = \frac{Qc \cdot te}{tc}$$

Suponhamos que um EPI apresente consumo anual de 3 mil unidades e sejam feitos seis ressuprimentos por ano. O fornecedor entrega os EPIs em 30 dias e o tempo de processamento interno é de 10 dias. Calculemos o nível do estoque em que deve ser efetuada a solicitação de compras (*Qpp*). Se formos articular a programação de solicitações de compras, devemos calcular os tempos de pedidos no ano.

$$n = \frac{A}{Qc}$$

$$Qc = \frac{3.000}{6} = 500 \text{ EPIs}$$

te = 30 + 10 = 40

tc = 60 dias

$$Qpp = \frac{500 \cdot 40}{60} = 334 \text{ EPIs}$$

tp = tc − te = 60 − 40 = 20

As datas são: (−) 40 dias da data de origem
(+) 20 dias da data de origem
(+) 80; 140; 200; 260; e 320 dias da data de origem

LOTE ECONÔMICO DE COMPRAS

O Qc (lote de compra) eventualmente pode ser o Qle (quantidade de lote econômico), e é dado pela fórmula:

$$Qle = \sqrt{\frac{2 \cdot A \cdot S}{c \cdot I}},$$

em que:

A = demanda anual (consumo);

S = custo de emissão de um pedido de compras;

I = taxa global de estocagem;

c = custo unitário do item (EPI);

n = número de pedidos (frequência) = $\dfrac{A}{Qc}$ ou $\dfrac{A}{Qle}$.

Sendo:

$$I = \frac{\Sigma \text{ dos custos anuais atribuídos à estocagem}}{\text{valor médio dos estoques no ano}} = \text{percentual}$$

Os custos atribuíveis à estocagem são:

- juros do capital parado;

- custo de pessoal + encargos sociais;
- custo do espaço ocupado;
- despesas de depreciação + manutenção;
- material de escritório;
- energia elétrica, limpeza, vigilância e seguro;
- perda (obsolescência, deterioração, quebra e furto);
- outros.

$$S = \frac{\Sigma \text{ dos custos anuais atribuídos a compras}}{\text{número de pedidos de compras feitos no ano}} = \text{custo de pedido}$$

Os custos atribuíveis a compras são:

- custo de pessoal + encargos sociais;
- custo do espaço ocupado;
- despesas com depreciação + veículo para compra de emergência;
- despesas de comunicação (telefone, fax, telex, editais, etc.);
- material de escritório (quadros de concorrência, pedidos de compra, etc.);
- energia elétrica, vigilância, limpeza, seguro, etc.

CUSTO TOTAL ANUAL

O custo total anual (*Cta*) para um item é dado pela fórmula:

$$Cta = VM + CC + CE,$$

em que:

VM = valor do material $(A \cdot c)$;

CC = custo de compras $(n \cdot S)$;

CE = custo de estocagem $\left(\dfrac{Qle}{2} \cdot c \cdot I \right)$.

Suponhamos que uma empresa, com demanda anual de 1.080 unidades de certo EPI, compre-o a um preço unitário de US$ 20,00. A empresa opera com taxa global de estocagem de 30% a.a. e com custo de emissão de pedido de compras de US$ 200,00. Calculemos o lote econômico de compras (primeiro pela maneira empírica; depois pela fórmula):

MODALIDADE COMPRA	QUANTIDADE A COMPRAR (Q)	FREQUÊNCIA (n)	(I) CUSTO DE COMPRAS $(n \cdot S)$	(II) CUSTO DE ESTOCAGEM $\dfrac{Q}{2} \cdot c \cdot I$	CUSTO TOTAL (I) + (II)	
anual	1.080	1	200,00	3.240,00	3.440,00	
semestral	540	2	400,00	1.620,00	2.020,00	
trimestral	270	4	800,00	810,00	1.610,00	⇒ Qle
bimestral	180	6	1.200,00	540,00	1.740,00	
mensal	90	12	2.400,00	270,00	2.670,00	
quinzenal	45	24	4.800,00	135,00	4.935,00	

Podemos perceber que o lote de 270 unidades é o que apresentou o menor custo. Portanto, é ele o lote econômico (Qle).

$$Qle = \sqrt{\dfrac{2 \cdot A \cdot S}{c \cdot I}} = \sqrt{\dfrac{2 \cdot 1.080 \cdot 200}{20 \cdot 0,3}} = 269 = 270 \text{ unidades}$$

$$CE = Q/2 \cdot c \cdot I \text{ (II)}$$

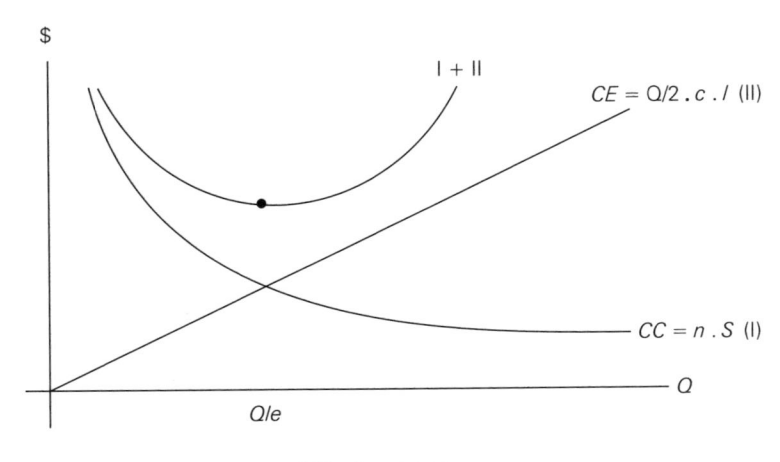

$$CC = n \cdot S \text{ (I)}$$

Gráfico do custo total

VIDA MÉDIA PRESUMÍVEL

Para calcularmos a programação de estoque de EPI, devemos estudar a demanda (consumo) e calcular a vida média do equipamento, dada pela fórmula:

$$Vm = \frac{N \cdot p \cdot t}{q},$$

em que:

Vm = vida média do EPI;

N = número médio de empregados;

p = porcentagem de empregados que usará efetivamente o EPI;

t = período de tempo estudado;

q = número de EPIs fornecidos.

Calculemos a vida média de capacetes de segurança usados em certa empresa:
- número de capacetes fornecidos: q = 585;
- período de tempo estudado: t = 12 meses;
- número médio de empregados no tempo t: N = 213;
- porcentagem de empregados que efetivamente usam os capacetes: p = 85,9% = 0,85.

$$Vm = \frac{213 \cdot 0{,}85 \cdot 12}{585} = 3{,}7 \text{ meses}$$

ESTOQUE DE SEGURANÇA OU DE RESERVA

Muitas vezes temos problemas com os estoques: oscilações de consumo, oscilações em épocas de aquisição, divergências entre o solicitado e o fornecido, diferenças de inventário, etc. Assim, faz-se necessário certo grau de segurança para garantirmos a utilização do EPI sem o risco de falta. Essa quantidade depende da política da empresa, do valor dos equipamentos, etc. Podemos estipular que fique entre 20% e 50% do lote de compra, dependendo do valor do EPI.

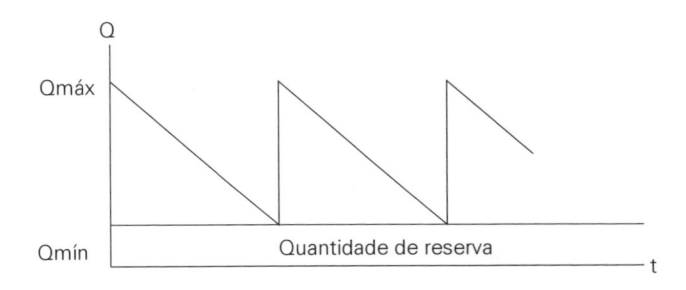

INFORMÁTICA NO SESMT

No dia a dia do Sesmt é enorme a quantidade de registros e dados. A administração moderna, contudo, conta com uma ferramenta indispensável: a informática. Cabe à informática operacionalizar os registros de modo que permita o fornecimento de informações que ajudem o Serviço no processo de tomada de decisão.

Antes de introduzir a automatização dos processos, é necessário que o Sesmt já esteja organizado na empresa. Os equipamentos e acessórios a ser adquiridos estão diretamente relacionados com o volume de registros que o Sesmt manipula e com a expectativa do gerenciamento dessas informações. Somente após a organização do Sesmt e a mensuração do volume de serviços a ser informatizados é que podemos definir os equipamentos e programas (aplicativos) que serão adquiridos e/ou desenvolvidos para o processamento das atividades relacionadas com a segurança do trabalho.

SOFTWARE

Programa ou *software* é um conjunto de instruções inteligíveis pela unidade central de processamento do computador. Um desses programas é o sistema operacional, chamado de *software* básico, que coordena as atividades de um computador, gerenciando todas as suas tarefas. Sem ele o computador não funciona.

Os tipos de *software* mais utilizados são as planilhas eletrônicas, os editores de texto, os gerenciadores de bancos de dados e os aplicativos.

Planilhas eletrônicas

Estruturados para operar com células, que são a intersecção de linhas e colunas, os programas de planilha eletrônica são muito utilizados para a elaboração de estatísticas, ferramenta fundamental na análise dos acidentes.

Com essa ferramenta é possível elaborar facilmente planilhas de acidentes e doenças profissionais, gráficos, cronogramas, cálculos de coeficientes de gravidade, de frequência, etc.

Editores de texto

São programas usados para a elaboração de textos (cartas, relatórios, manuais, normas de segurança, etc.). O editor de texto mais conhecido no mercado é o Word para Windows.

Gerenciadores de bancos de dados

São programas usados para gerenciar a manipulação de dados dispostos em forma de cadastro. Prestam-se muito bem a armazenamento, recuperação e processamento de dados nas mais variadas formas.

Aplicações típicas para esses programas são os cadastros de acidentes, doenças profissionais, absenteísmo, etc. Em princípio, os dados armazenados em um banco de dados podem ser recuperados por campos-chave, como idade, tempo de serviço, sexo, dados antropométricos, etc.

Softwares aplicativos

São programas desenvolvidos para utilização específica em uma atividade. Atualmente, existem vários *softwares* aplicativos para a gestão de segurança, higiene e saúde ocupacional. Entre eles, podemos citar:

- agendamento de exames
- agentes ambientais
- análise preliminar de risco (APR)
- CATs emitidas
- controle de afastamentos
- controle de exames pendentes
- controle e emissão do ASO
- cronograma de ações
- elementos ergonômicos
- EPI
- EPC
- estatísticas e fichas diversas
- exames médicos (periódicos e admissionais)
- exames médicos
- lotação e atribuição
- módulo ambulatório
- módulo PPP
- monitoramento de riscos
- PPRA – riscos
- ocorrências (acidentes e incidentes)

- higiene ocupacional
- programas de treinamento
- programas de conservação auditiva
- perfis profissiográficos
- mapa de risco
- montagem do PCMSO por risco
- quadro de funcionários
- registro ambiental
- relatório anual
- relatórios gerenciais
- requisição de exames
- tabela de exames complementares
- tabela de riscos

HARDWARE

Após a definição das atividades que serão informatizadas e dos *softwares* necessários, passamos a analisar e definir o equipamento (*hardware*) necessário.

O *hardware* corresponde à parte material e aos componentes físicos do sistema; é o computador propriamente dito. Pode ser composto de vários tipos de equipamentos interligados, formando um todo que deve atender às necessidades dos usuários.

As principais características do computador são a velocidade de processamento e a capacidade de armazenamento.

Unidades de entrada e saída de dados são os periféricos: o teclado, o monitor de vídeo, a impressora, o *mouse*, etc.

ADMINISTRAÇÃO DO TEMPO

Para o pessoal do Sesmt, como para todos os demais funcionários de uma empresa, a administração do tempo é um aspecto fundamental do bom desempenho e da produtividade ótima. Muitas vezes, a dispersividade gerada pela própria forma de divisão do trabalho e a desconexão entre as várias atividades, entre outros fatores, podem quebrar o ritmo desejado, com perda de tempo, colocando por terra os objetivos de um planejamento.

O QUE FAZER?

Para evitar o desperdício de tempo na totalidade das atividades exercidas, é preciso:

- **Saber onde o seu tempo é realmente empregado** (diariamente, mensalmente, etc.).
- **Avaliar a importância de cada uma dessas atividades** e cortar as improdutivas, por exemplo, analisando aquelas que poderiam ou deveriam ser feitas por outras pessoas.

- **Levantar os fatores de desperdício de tempo.** Por exemplo:
  - interrupções telefônicas;
  - visitantes inesperados;
  - reuniões malplanejadas;
  - falta de objetivos, prioridades e planejamentos;
  - mesa atulhada, desorganização geral;
  - falta de autodisciplina;
  - incapacidade para dizer "não";
  - coisas demais para fazer ao mesmo tempo;
  - delegação equivocada;
  - responsabilidade sem autoridade;
  - comunicação e instruções obscuras;
  - indecisão;
  - tarefas deixadas por terminar.
- **Organizar o tempo em unidades contínuas:**
  - listar as atividades que você realiza todos os dias (rotineiras);
  - listar os compromissos assumidos para o dia;
  - determinar a prioridade de cada atividade, colocando-as em ordem sequencial decrescente (começando pelas mais difíceis ou complexas);
  - determinar o período de tempo que pretende gastar em cada atividade;
  - reservar um horário para atividades imprevistas.

- **Lembre-se de:**
  - reconciliar suas prioridades e valores pessoais com as exigências do trabalho;
  - administrar o tempo para reduzir o stress;
  - diferenciar entre o urgente e o importante;
  - desligar-se do trabalho para carregar as baterias físicas e emocionais;
  - buscar o contato humano e a comunicação informal;
  - reduzir o número de opções de escolha em todas as atividades;
  - aprender a lidar com a enxurrada de e-mails e propaganda não solicitada;
  - considerar as consequências de suas ações e responsabilidades;
  - aprender a utilizar as ferramentas de comunicação adequadas;
  - lidar com o excesso de notícias e informações;
  - executar as tarefas planejadas.

CONDUÇÃO DE REUNIÕES

Reunião é uma atividade de grupo que propicia intercâmbio de ideias e experiências sobre certo assunto, no sentido de obter o acordo entre todos os membros. Entre seus objetivos estão a definição e classificação de problemas, com estabelecimento de causa e efeito, a coleta de sugestões e críticas, a tomada de decisões, etc. Em suma, uma reunião propicia cooperação, integração e participação, permitindo que o grupo resolva problemas que nem sempre podem ser resolvidos individualmente.

Para o Sesmt, cujo pessoal costuma gastar 30% de seu tempo útil em reuniões, é um instrumento fundamental.

ETAPAS

- **Formulação de objetivos precisos** (O que queremos?).
- **Identificação dos participantes** (Quem participará e o que pensam eles sobre o assunto?).

- **Elaboração de um roteiro** (anote todos os pontos que pretende abordar).
- **Preparação do material** (pense nos recursos visuais que podem ser utilizados).
- **Escolha de local adequado.**
- **Convocação dos participantes** com certa antecedência.
- **Abertura da reunião** (o clima deve ser informal, com apresentações pessoais, exposição dos motivos e dos tópicos da reunião).
- **Avaliação da reunião.**
- **Controle dos resultados.**

CONDUÇÃO

- **Ao se dirigir a um dos participantes**, chame-o sempre pelo nome.
- **Incentive a participação** de todos.
- **Desperte a atenção dos participantes.**
- **Ao expor os assuntos**, apresente-os objetivamente, procurando ser lógico e claro.
- **Resuma o assunto** com frequência.
- **Antes de terminar a reunião**, procure chegar a um resultado conclusivo, determinando as providências necessárias, se for o caso.
- **Evite a utilização de termos técnicos** sem o devido esclarecimento.
- **A postura** (apresentação pessoal, gestos, atitudes, tom de voz, etc.) é fator importante na condução de reunião.

CONTRIBUIÇÃO COMO MEMBRO DA REUNIÃO

- **Escute com atenção**, buscando conhecer realmente o ponto de vista dos demais participantes.

- **Aceite a responsabilidade** de tomar decisões, ao invés de omitir-se no grupo e acreditar que a responsabilidade de todos é a responsabilidade de ninguém.

- **Integre os pontos de vista**, sem destruir a individualidade de cada um.

- **Contribua efetivamente para a discussão.**

AGENDA DE CONVOCAÇÃO DE REUNIÃO

| DATA ___/___/___ | HORA DE INÍCIO _____ | HORA DE TÉRMINO _____ | LOCAL _____ |

OBJETIVOS
_____
_____

TÓPICOS DA AGENDA   **DURAÇÃO**
1. _____ _____
2. _____ _____
3. _____ _____
4. _____ _____
5. _____ _____
6. _____ _____
7. _____ _____

COORDENADOR
_____

PARTICIPANTES
1. _____
2. _____
3. _____
4. _____
5. _____
6. _____
7. _____

DOCUMENTOS A LEVAR
_____

OBSERVAÇÕES
_____
_____

CONVOCADA POR _____ DATA DE CONVOCAÇÃO ___/___/___

ATA DE REUNIÃO

OBJETIVOS PREVISTOS
_____
_____

OBJETIVOS CONSEGUIDOS
_____
_____

DATA ___/___/___	HORA DE INÍCIO _____	HORA DE TÉRMINO _____	LOCAL _____

COORDENADOR
_____

PARTICIPANTES
1. _____
2. _____
3. _____
4. _____
5. _____

ITEM	TÓPICOS TRATADOS/ DECISÕES	RESPONSÁVEL	DATA-LIMITE
1.			
2.			
3.			
4.			
5.			
6.			
7.			

OBSERVAÇÕES
_____
_____

REGISTRO FEITO POR _____	DATA DE EXPEDIÇÃO ___/___/___

ATA DE REUNIÃO DA CIPA

Uma ata de reunião da Cipa é um instrumento oficial de registro de ocorrências. Destina-se à consignação dos atos, opiniões, decisões e resultados a quem de direito, de modo que esses fatos sejam considerados autênticos e apresentados publicamente como verdadeiros.

Não há mais obrigatoriedade de se manter um livro de atas (não jogue fora o livro da CIPA anterior, pois este deverá ser guardado). Continua havendo obrigatoriedade de se lavrar todas as atas que já eram feitas anteriormente, porém, a novidade é o fato de que não há mais necessidade de serem escritas à mão, elas podem ser datilografadas, digitadas em computador e depois impressas, porém, devem sempre ser assinadas por todos os participantes da reunião e depois guardadas em arquivo próprio para serem apresentadas à fiscalização do MTE. Devem ser lavradas de modo que o texto seja transcrito em bloco único, observando-se apenas as margens. Exemplos de atas de reuniões da Cipa:

MODELO DE ATA DE ELEIÇÃO DOS REPRESENTANTES DOS EMPREGADOS DA CIPA

Aos .... dias do mês de .... do ano de dois mil e ...., no ...., nesta cidade, designado no Edital de Convocação (7) ...., com a presença dos senhores .... instalou-se a mesa receptora e apuradora dos votos às............................ horas. O Sr. Presidente da mesa declarou iniciados os trabalhos. Durante a votação, verificaram-se as seguintes ocorrências:................................. (quando existirem   ocorrências anotar aqui). Às.............horas, o Sr. Presidente declarou encerrados os trabalhos de eleição, verificando-se que compareceram .... empregados, passando-se à apuração na presença de quantos desejassem, chegando-se aos seguintes resultados:

        Titulares   Suplentes

_____ _____votos _____ _____votos

_____ _____votos _____ _____votos

_____ _____votos _____ _____votos

Após a classificação, dos representantes dos empregados pôr ordem de votação, dos titulares e suplentes, esses representantes elegeram o .... para VICE-PRESIDENTE.

Demais votados em ordem decrescente de votos:

_____ _____votos _____ _____votos

_____ _____votos _____ _____votos

E, para constar, solicitou ao Sr. Presidente da mesa que fosse lavrada a presente ATA, pôr mim assinada ...., Secretário, pelos Membros da mesa e pelos eleitos.

MODELO DE ATA DE INSTALAÇÃO E POSSE DA CIPA DA EMPRESA

Aos ....dias do mês de................. do ano de dois mil e ...., no..................................., nesta cidade, presente(s) o(s) senhor(es) diretor(es) da empresa, bem como os demais presentes, conforme livro de presença, reuniram-se para instalação e posse da CIPA desta empresa, conforme o estabelecimento pela Portaria n.º 3214, o senhor..,representante da empresa e presidente da sessão, tendo convidado a mim,.. para secretário da mesma, declarou abertos os trabalhos, lembrando a todos os objetivos da Reunião, quais sejam: Instalação e Posse dos componentes da CIPA. Continuando declarou instalada a comissão e empossados os representantes do empregador:

    Titulares   Suplentes

_____ _____

_____ _____

_____ _____

Da mesma forma declarou empossados, os representantes eleitos pelos empregados:

    Titulares   Suplentes

_____ _____

_____ _____

_____ _____

A seguir, foi designado para Presidente da CIPA o senhor...................................sendo escolhido entre os representantes eleitos dos empregados o senhor.........................para Vice-Presidente. Os representantes do empregador e dos empregados, em comum acordo, escolheram também o senhor(a) para secretário(a).

MODELO DE ATA DE REUNIÃO ORDINÁRIA DA CIPA

Aos dezesseis dias do mês de junho de dois mil e oito, realizou-se a quarta reunião ordinária da Cipa do Senac, sito na .... nº ...., nesta cidade, presentes os senhores cipeiros titulares designados pelo empregador e os eleitos pelos empregados. Não sendo registrada a falta de cipeiros, teve início a reunião. O senhor presidente solicitou a mim, secretário titular da Cipa, para fazer a leitura da ata da reunião anterior, que, após lida, foi colocada em votação e aprovada por todos. Em seguida, o senhor presidente da Cipa informou os dados referentes ao mês de julho: um acidente de trabalho sem afastamento; um acidente de trajeto sem afastamento; um acidente de trabalho com afastamento; dias perdidos: 10 dias; dias debitados: zero dia; taxa de frequência: 14,05; taxa de gravidade: 360. Em seguida, deu a palavra aos senhores cipeiros, e o cipeiro sr. Joaquim da Silva relatou que a pintura das faces internas de caixas protetoras de dispositivos elétricos deve ser laranja. Em seguida, o senhor presidente agradeceu aos presentes, informando que a próxima reunião será no dia 20 de setembro de 2008, e deu por encerrada a reunião. Eu, Juarez Souza, secretário titular da Cipa, lavrei a presente ata, que, após assinada por mim e pelo presidente, será assinada por todos os presentes na reunião.

ELABORAÇÃO DE RELATÓRIOS

A sistematização dos relatórios apresentada a seguir constitui um modelo básico. Não é, nem poderia ser, uma "camisa de força". A formulação de relatórios implica, essencialmente, criatividade e bom-senso do relator e troca de ideias com os colegas (ou crescemos juntos, ou corremos o sério risco de cairmos na mediocridade egoísta e individualista).

Os relatórios podem ser rápidos, informais ou mais complexos (relatórios de gestão).

ESPÉCIES

Quaisquer que sejam – administrativos, técnicos ou científicos –, os relatórios podem ser assim classificados:

- **Gestão** (empresariais, periódicos, etc.).
- **Inquérito** (administrativo, policial, etc.).
- **Rotina**.

- **Inspeção de condições inseguras.**
- **Investigação de acidentes.**
- **Controle de perdas.**
- **Pesquisa.**
- **Relatório-roteiro** (modelo ou formulário impresso), etc.

CARACTERÍSTICAS

Todo relatório deve ser exato, fiel, correto, claro e conciso e deve responder às seguintes perguntas:

- **O que se passou?** (exposição do fato).
- **O que pensa sobre o fato?** (análise e conclusões).
- **O que fazer?** (apresentação de soluções e justificativas).

ESTRUTURA

A estrutura básica do relatório deve apresentar dados ordenados de forma mais ou menos convencional, como o modelo que damos a seguir:

- **Data e local.**
- **Sumário.**
- **Introdução** (exposição do propósito do relatório, com a indicação do fato investigado).
- **Desenvolvimento** (texto ou corpo do relatório), contendo:
    - procedimento ou método adotado na apuração;

- descrição;
- resultados;
- discussão (apuração e julgamento dos fatos).
- **Conclusão** (considerações finais e recomendações necessárias).
- **Assinatura.**
- **Anexos.**
- **Referências bibliográficas.**

Partes

Sumário

Em muitas empresas, vem-se generalizando o costume de colocar em destaque, entre a data e o vocativo, uma síntese do assunto do relatório, que deve conter:

- **Indicação clara do assunto.**
- **Propósito do relatório.**
- **Referência às pesquisas efetuadas.**
- **Método adotado** (procedimento).
- **Conclusões** (que podem incluir recomendações).

Introdução

A introdução deve apresentar o problema, delimitá-lo e expor os objetivos e a estrutura do trabalho.

Devem ser adotados os seguintes princípios:

- **Despertar o interesse do leitor**, orientando-o a respeito da natureza do assunto.
- **Deixar claro se o assunto** será tratado formal ou informalmente.

- **O tópico frasal deve conter a tese** em termos sucintos e claros.
- **A extensão desta parte deve ser proporcional** à do texto completo.

Desenvolvimento

É a substância do relatório e está, geralmente, dividido em quatro seções:

- **Métodos** – descrição, em ordem lógica e cronológica, dos procedimentos adotados.
- **Descrição** – relato minucioso da experiência.
- **Resultados** – exposição dos resultados imediatos da pesquisa, ou seja, do que realmente se apurou.
- **Discussão** – interpretação dos resultados, de sua importância e de seus corolários. O estilo desta parte é argumentativo: trata-se de convencer pela apresentação de razões, que se apoiam nos próprios fatos apurados e interpretados.

No desenvolvimento do relatório, é necessário:

- **Apresentar os fatos de maneira objetiva**, sem rodeios e sem extrapolações.
- **Fornecer ao leitor o ponto de vista do autor** (tese).
- **Apresentar definições e descrições precisas**, utilizando linguagem denotativa e de função predominantemente referencial.
- **Seguir sempre um desenvolvimento lógico** e coerente.
- **Evitar as expressões falaciosas** (sofismas).
- **Demarcar claramente as etapas sucessivas** da apuração de fatos.
- **Documentar e ilustrar**, quando necessário, com mapas, tabelas, figuras e fotografias.

- **Sempre ter em conta a audiência.**

Conclusão

A conclusão de um relatório requer:

- **Inferências a partir dos fatos apresentados**, discutidos e analisados.
- **Repetição**, em outros termos, daquilo que já está contido no sumário de forma sucinta.
- **Retomada das conclusões parciais** e/ou gerais a que se possa ter chegado.

Recomendações

Proposição de medidas ou providências julgadas necessárias, em decorrência dos fatos apurados e discutidos.

As recomendações raramente vêm tituladas como tais; o normal é integrarem a conclusão.

EXEMPLO DE RELATÓRIO

São Paulo, 8 de novembro de 2011.

Assunto: Instalações do Centro de Treinamento do Sesmt

INTRODUÇÃO

No dia 13/10/2011 foi feita uma convocação aos membros da Cipa para passarem por processo de treinamento, no período de 27/10 a 7/11/2011,
no Centro de Treinamento.

Nessa oportunidade foi-nos solicitado um relatório de
inspeção das instalações do referido Centro, em que se salientassem fatos relevantes observados durante o período de nossa estada.

DESENVOLVIMENTO

Localização

O local de treinamento é muito bem localizado, na região
norte da Capital, no bairro de Santana. O prédio é moderno, propiciando todo o conforto aos treinandos. Possui:

- restaurante;
- lanchonete;
- agência bancária.

Acesso

Fácil, local servido por várias linhas de ônibus, além de metrô, que dá acesso direto às dependências da agência, onde visitantes e funcionários são recepcionados com muita cortesia.

Comunicação

Há placas sinalizadoras bem localizadas e visíveis, facilitando o acesso às diversas dependências. O local dispõe de central telefônica e de aparelhos instalados em todas as salas de aula, bem como em pontos estratégicos das dependências.

Alimentação

Os treinandos dispõem de dois locais plenamente satisfatórios: restaurante e lanchonete. A qualidade dos serviços e alimentos é muito boa, dentro dos padrões de higiene e limpeza.

Higiene e conforto

A sala de aula possui sistema de ar-condicionado, mas mesmo assim oferece algum desconforto, em virtude do número excessivo de pessoas. Não existem cadeiras especiais para pessoas canhotas e as carteiras não dispõem de suporte na parte inferior para colocação de objetos, causando algum transtorno.

Nas demais dependências, as instalações são modernas e práticas, com muita higiene e conforto, especialmente nas salas de estar, sanitários e restaurantes.

Iluminação

A iluminação nas salas de aula é precária, em decorrência da disposição e da forma de colocação das luminárias. Ressalte-se, ainda, que a cor das divisórias (cinza-escuro) também contribui para tal deficiência.

Ventilação

As salas de aula e os corredores são pequenos e estreitos, o que dificulta sensivelmente a ventilação local.

O ar-condicionado, como já dissemos, não supre a deficiência, e o número de janelas é insuficiente.

CONCLUSÕES/RECOMENDAÇÕES

Conforme pudemos constatar, de modo geral, o Centro de Treinamento do SESMT atende de forma satisfatória aos objetivos a que se propõe.

Cabe somente melhorar os itens ventilação e iluminação a fim de, efetivamente, otimizar o local e oferecer condições ideais aos treinandos.

A QUESTÃO DA QUALIDADE

A moderna administração de empresas se depara hoje, mais do que nunca, com o problema de gestão da qualidade do produto ou do serviço. Este capítulo pretende introduzir o leitor nos métodos de controle de qualidade surgidos nos últimos anos e que têm sido adotados com sucesso em âmbito internacional.

Um profissional só conseguirá adaptar-se bem a um ambiente de trabalho se tiver conhecimento de como as coisas funcionam: o que, como, por que, quando e onde fazer; e quais as consequências de não fazer.

É necessário também que os profissionais de uma empresa falem o mesmo "idioma", compartilhem uma linguagem comum, para que possam compreender-se.

QUALIDADE, PRODUTIVIDADE, AUTOCONTROLE, MÉTODO, PROBLEMA E POSTURA

O que é qualidade?

Em qualquer atividade humana existem três elementos básicos: o produto (que pode ser um serviço), o produtor e o consumidor. Quem determina a existência do produto é o consumidor.

A qualidade de um produto implica atender às necessidades do consumidor ou cumprir os requisitos do processo de trabalho definidos para atingir esse atendimento. O consumidor possui um conjunto de necessidades a ser consideradas, como qualidade técnica, bom atendimento, rapidez, interesse do atendente, cumprimento do prazo, etc. Se nosso produto ou serviço não está apto a satisfazer os desejos e aspirações do cliente, é porque não tem qualidade. O trabalho realizado em cada etapa da produção deve estar de acordo com os requisitos estabelecidos.

O primeiro passo para se obter qualidade é identificar as necessidades dos consumidores e estabelecer quais serão levadas em conta para o atendimento: assim, temos de eleger as necessidades mais importantes para o cliente, aquelas por cuja satisfação ele está disposto a pagar.

Quem pode dizer se um produto tem qualidade é o consumidor.

O que é produtividade?

É caminhar para as metas. Tudo o que realizamos para atingir as metas é produtivo e tudo o que nos afasta ou não nos auxilia a chegar mais perto delas é não produtivo.

Falar em produtividade só tem sentido se tivermos metas claras. Um indivíduo necessita de metas ou objetivos claros para que possa ser produtivo.

No que diz respeito à produtividade, o importante não é apenas fazer algo benfeito, mas sim fazer benfeito aquilo que deve ser feito e que foi escolhido para ser feito.

O que é autocontrole?

Um funcionário está em situação de autocontrole a partir do momento em que não é mais necessário supervisioná-lo continuamente. Isso implica a atuação do próprio funcionário no controle de seu trabalho: ele deve ter liberdade para adotar medidas imediatas que reduzam ou acabem com problemas, caso não esteja satisfazendo às necessidades dos clientes. A essência do controle está nas medidas corretivas que são tomadas a partir da constatação de que as necessidades dos clientes não estão sendo atendidas a contento.

O sistema de trabalho deve funcionar com estabilidade. Quando ocorrer uma variação, o funcionário deverá buscar sua causa e apresentar uma medida corretiva. O método de trabalho é estabelecido pela administração, mas o funcionário deve ter o poder de fazer os ajustes necessários quando constatar variações.

O autocontrole permite a cada indivíduo conquistar mais poder sobre seu trabalho e fazer melhor uso de suas faculdades, o que por si só gera melhor desenvolvimento pessoal.

O que é método?

Método é o caminho para se atingir um objetivo. Para cada meta, é necessário um método. E um método será completo se responder às seguintes perguntas:

- **O que fazer?**
- **Por que fazer?**
- **Qual a consequência de não fazer?**
- **Como fazer?**
- **Quem faz?**

- **Quando fazer?**
- **Onde fazer?**

Todo método deve ser simples, voltado para os objetivos principais, para que possa funcionar na prática.

O que é um problema?

Problema é o resultado indesejável de um trabalho, isto é, uma barreira de qualquer natureza que nos impeça de atingir nosso objetivo.

No autocontrole ou no controle de qualidade, um problema é a diferença entre o que foi planejado (objetivos, metas e métodos) e o que foi encontrado na prática, através de checagem.

Quando um grupo de trabalho ou um funcionário estiverem atacando um problema, estarão sendo atacados os pontos que dificultam a obtenção dos objetivos.

Quem diz que não tem problemas já possui um grande problema, que é a falta de percepção da realidade do trabalho.

A cada novo objetivo teremos problemas a ser enfrentados, já que existe uma diferença entre o objetivo e a prática.

Nos setores onde a qualidade já funciona normalmente, as equipes estarão continuamente atacando problemas.

O que é postura?

Em quase todas as atividades humanas, temos na postura junto ao cliente um forte fator de qualidade. Em serviços, se o fornecedor não estiver apto a ouvir o cliente com gentileza, o que teremos é um desserviço.

A confiança que o cliente deposita no fornecedor está fortemente ligada à postura de interesse demonstrada durante as transações.

A credibilidade do fornecedor é o componente mais forte para levar o cliente a continuar a consumir um produto ou serviço de uma empresa, uma vez que, estando satisfeito, dificilmente trocará de fornecedor.

A postura de qualidade ocorre entre duas pessoas, dentro de uma interação resultante da vontade de o atendente (fornecedor) demonstrar verdadeiro interesse. O cliente deseja ser bem tratado e está disposto a procurar locais onde se sinta bem.

A apresentação pessoal do atendente valoriza ou desvaloriza o contato com o cliente.

FERRAMENTAS E TÉCNICAS BÁSICAS DA QUALIDADE

Os cinco S

Essa ferramenta é a base da qualidade. Seu nome vem de cinco palavras japonesas que começam com *S*: *seiri*, *seiton*, *seiso*, *seiketsu* e *shitsuke*.

- **Seiri** – classificar:
    - o que é necessário;
    - o que é desnecessário (eliminar, jogar fora).
- **Seiton** – ordenar, visando a melhorar a segurança, a qualidade e a eficiência.
- **Seiso** – assegurar ambiente limpo e sem sujeira por meio de limpeza com inspeção (usar os cinco sentidos).
- **Seiketsu** – padronização (execução e manutenção dos três primeiros *S*) e asseio.
- **Shitsuke** – disciplina e formação moral e ética:
    - colocar-se no lugar do outro;

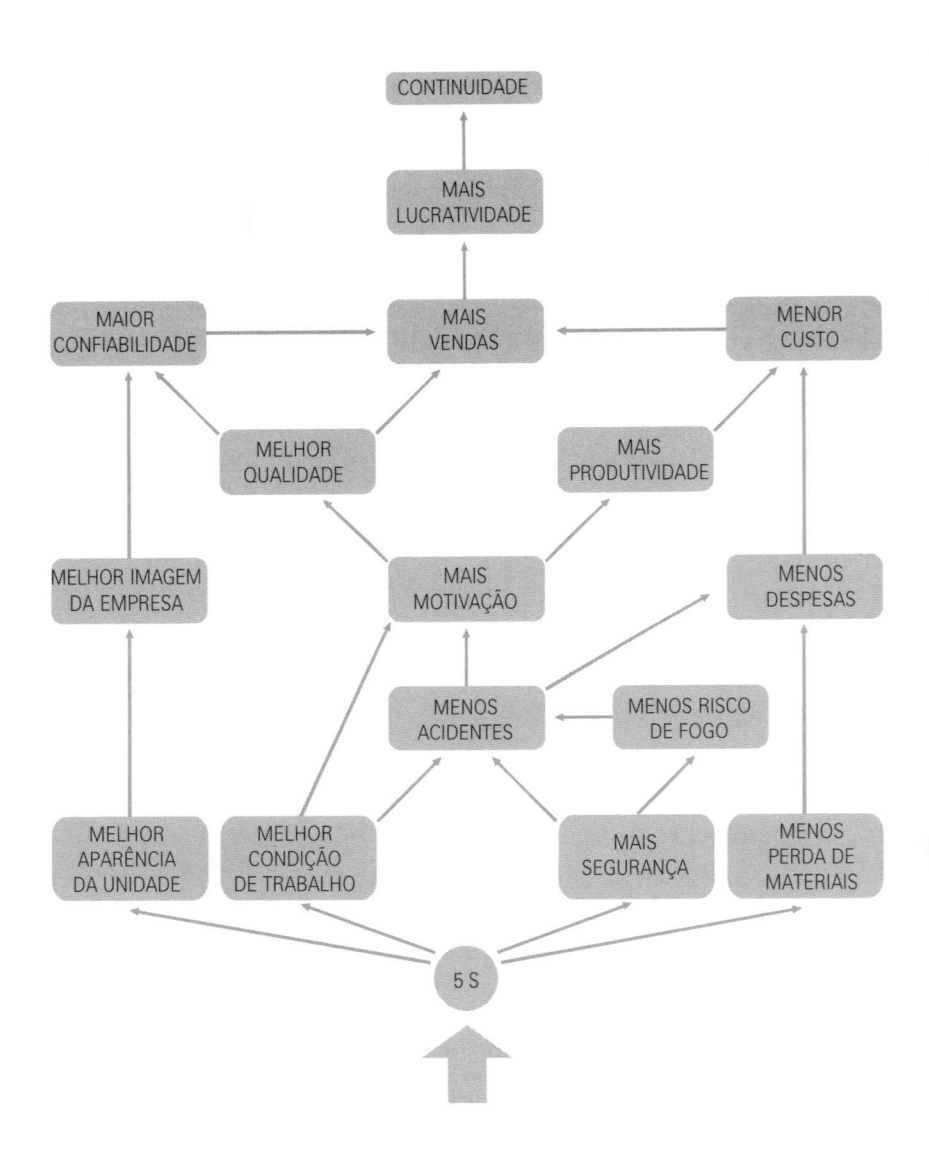

```
                           CONTINUIDADE
                                ↑
                              MAIS
                           LUCRATIVIDADE
                                ↑
    MAIOR              MAIS              MENOR
 CONFIABILIDADE  →    VENDAS    ←         CUSTO
      ↑                ↑                    ↑
                    MELHOR              MAIS
                   QUALIDADE         PRODUTIVIDADE
                      ↑                  ↑
 MELHOR IMAGEM        MAIS              MENOS
  DA EMPRESA       MOTIVAÇÃO           DESPESAS
      ↑               ↑                  ↑
                    MENOS          MENOS RISCO
                   ACIDENTES   ←     DE FOGO
                   ↑  ↑  ↑              ↑
  MELHOR        MELHOR        MAIS           MENOS
 APARÊNCIA     CONDIÇÃO     SEGURANÇA       PERDA DE
 DA UNIDADE   DE TRABALHO                  MATERIAIS
      ↖          ↑            ↗              ↗
                  ( 5 S )
                    ↑
```

OBJETIVOS E EFEITOS DO "MOVIMENTO SEM LIXO NEM SUJEIRA"

Objetivos do "Movimento sem Lixo nem Sujeira"

Máquinas e equipamentos, superfície dos pisos, detalhes e partes interna e externa: limpar bem, evitar totalmente danos a máquinas e equipamentos e elevar a confiabilidade da qualidade. Paralelamente, e por meio desse movimento, detectar pequenos defeitos, consertando-os.

(1) Facilitar a detecção de pequenos defeitos e relaciona-se com a melhoria.

- Máquina suja esconde defeitos. Ao fazer Seiso, pequenos defeitos – como orifício de entrada de óleo obstruído, local de vazamento de óleo ou ar, parafusos e porcas frouxos, dispositivos frouxos, ruído estranho e aquecimento anormal – tornam-se detectáveis por qualquer pessoa.
- Máquinas e dispositivos, parte interna e externa e detalhes: a primeira providência é polir completamente e sem exceções, descobrir defeitos escondidos e consertá-los.

(2) Evitar danos em máquinas e equipamentos por desleixo.

- Fazer funcionar máquinas com sujeira ou poeira é como colocar lixas nos locais deslizantes ou rolantes. Desse modo, folgas e desgastes virão mais cedo, estraga-se o óleo e ocorrerá aparecimento precoce de ferrugens, prejudicando o desempenho e encurtando a vida útil das máquinas.
- Para evitar isso, máquinas e equipamentos devem estar bem limpos e deve-se utilizar o óleo adequado. Isso faz com que a vida útil de máquinas e equipamentos aumente. Esse é o primeiro passo.

(3) Elevar a confiabilidade da qualidade.

- Lixo e poeira misturados com matérias-primas diminuem a qualidade física do material, tornando a qualidade instável. Se misturados com materiais ou peças, afetam a aderência.
- Praticando adequadamente o "Movimento sem Lixo nem Sujeira" eleva-se a confiabilidade do certificado de qualidade.

(4) Melhorar as condições de trabalho.

- Polindo partes internas de máquinas e equipamentos, facilita-se a detecção da causa de quebras e o pessoal de manutenção poderá trabalhar com eficiência e de modo agradável.
- Separando objetos desnecessários e fazendo o *Seiri*, *Seiton*, *Seiso* e *Seiketsu*, a tarefa de procurar e encostar objetos acaba inexistindo e o trabalho torna-se agradável, o que aumenta a eficiência e melhora a *performance* dos trabalhadores. Dessa forma, problemas de quebras e de segurança diminuirão drasticamente.

(5) Clientes externos confiarão mais na empresa.

- Máquinas e equipamentos brilhando, sem vazamento de ar nem vapor, local de trabalho com *Seiri* e *Seiton* implementados adequadamente, modo de administração e *Shitsuke* (moral) do funcionário apropriados, produtos de qualidade, feitos com eficiência, são elementos que elevam a confiabilidade da empresa.

- adotar o hábito de cumprir os deveres como membro de uma sociedade, de uma organização.

O PDCA

O PDCA foi criado nos Estados Unidos na década de 1920 por Shewharte e levado ao Japão em 1954 pelo americano Juran, um dos pais da Qualidade. Este ciclo é ainda conhecido como *ciclo de Deming* (nome de outro pai da Qualidade). Os japoneses consideram esta a mais poderosa ferramenta aplicada ao sistema de administração japonês após a Segunda Guerra Mundial. De acordo com o dr. Noguchi, presidente da Juse, os administradores ocidentais têm tido dificuldade para entendê-lo.

O PDCA atua dentro de um ciclo de quatro fases: planejamento, desenvolvimento do plano, checagem e ação corretiva.

Primeira fase

A primeira fase é a do planejamento (*P*) e se inicia com objetivos e metas. Objetivos e metas são *efeitos* desejados, isto é, consequências de algo, e os elementos *causadores* desses efeitos estão no método.

Controlar ou girar o PDCA significa assegurar o funcionamento dos métodos fixados para atingir os objetivos propostos e gerar melhorias pelo questionamento dos objetivos e métodos de trabalho.

Isso implica conduzir simultaneamente duas ações básicas: *rotina* (PDCA da rotina) e *melhorias* (PDCA das melhorias).

Rotina – significa permanecer no rumo atual, obedecer às normas, evitar mudanças.

Melhorias – significa promover mudanças e consiste num movimento decisivo para que se atinjam níveis de desempenho nunca antes alcançados.

Logo após a fixação de objetivos e metas é necessário estabelecer, então, os métodos.

Segunda fase

A segunda fase do ciclo é a do desenvolvimento do plano (*D*). Nesta fase temos o treinamento das pessoas que irão implantar e executar o método; este somente poderá ser implantado após treinamento.

Terceira fase

A terceira fase do ciclo é a da checagem (*C*). Devemos estar certos de que o método está funcionando de acordo com o plano, isto é, devemos buscar os fatos. É do confronto entre a prática e o planejado que surgem os problemas a ser atacados.

Quarta fase

A quarta fase do ciclo é a da ação corretiva (*A*). É a fase mais difícil, porque depende da ação das pessoas. Teorizar é mais fácil. Nesse ponto temos a essência do controle. Um trabalho que não sofra as devidas ações corretivas dificilmente atenderá ao que foi planejado.

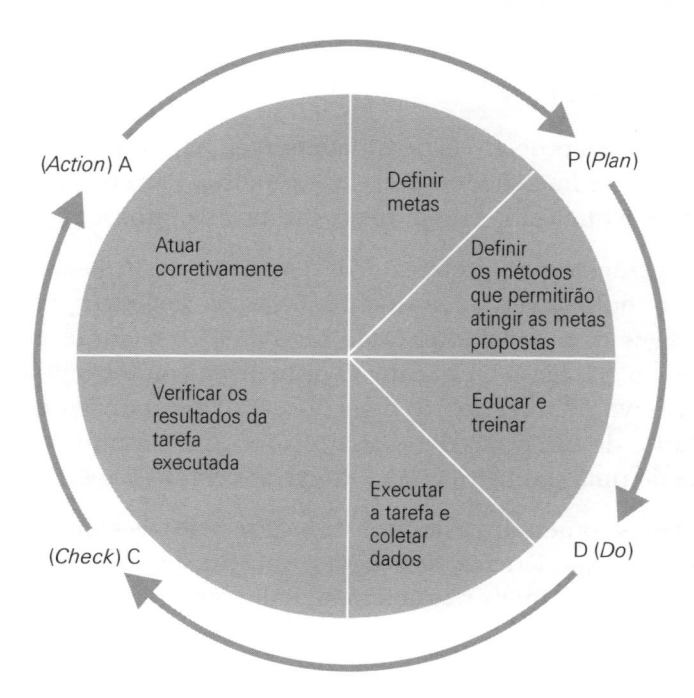

AS QUATRO FASES DO CICLO PDCA

P ⇒ Planejamento 1 - Identificação do problema 2 - Observação 3 - Análise do processo 4 - Plano de ação	Consiste em definir metas sobre os itens de controle e os métodos para atingir as metas propostas, sendo essa a fase do estabelecimento da diretriz de controle.
D ⇒ Desenvolvimento 5 - Ação	Consiste em executar as tarefas exatamente como previstas no plano e coletar dados para verificação do processo, sendo essencial, nesta etapa, o treinamento no trabalho, decorrente da fase de planejamento.
C ⇒ Checagem 6 - Verificação	A partir dos dados coletados na execução, compara-se o resultado alcançado com a meta planejada.
A ⇒ Ação corretiva 7 - Padronização 8 - Conclusão	Etapa em que o usuário detectou desvio e atuará para fazer correções definitivas.

Folha de verificação

A maioria dos problemas de uma empresa tem origem na falta de conhecimento e na ação incorreta no trabalho. Para discernir o que está certo e o que está errado, necessitamos de fatos.

Muita gente tem a pretensão de conhecer certo assunto, mas ninguém o conhece verdadeiramente. Vejamos, por exemplo, a história dos cegos com o elefante. Cada cego tocou o elefante e fez uma descrição do que seria o elefante. O primeiro tocou a tromba e disse que se tratava de uma cobra; o segundo tocou a barriga e afirmou estar diante de uma parede; o terceiro tocou a perna e assegurou tratar-se de uma palmeira. Todos julgavam estar certos.

As pessoas comentam assuntos de outras pessoas como se fossem suas próprias experiências. No entanto, uma pessoa só não é suficiente para avaliar e eliminar os problemas. Palavras nem sempre descrevem os fatos.

Permita que os fatos falem por si mesmos. Devemos aceitar que nosso conhecimento e experiência são limitados e geralmente imperfeitos. É difícil discernir o correto e o incorreto.

Para a montagem da folha de verificação é necessário que haja clareza de objetivos: esse é o ponto de partida para a coleta de dados. Os dados (fatos) são guias para nossas ações. Com eles aprendemos mais sobre o trabalho e tomamos medidas apropriadas, porque apoiadas em fatos.

Como ter clareza de objetivos? Devemos identificar os objetivos de nossa área e os métodos estabelecidos para atingi-los, e coletar dados para encontrar os pontos a ser melhorados, em que residem os problemas.

A folha de verificação permite a estratificação, ou seja, a divisão dos problemas por setores, pessoas, tempo, etc. Precisamos nos habituar a estratificar as coisas em nosso modo de pensar e agir.

Esse é, desde o início, o caminho lógico para o ataque à maioria dos problemas. Por ele temos a transformação de opiniões em fatos.

O objetivo de solucionar problemas com base em fatos não significa colher um maior número de dados, e sim os dados significativos. Um departamento onde todos estão muito ocupados para coletar dados perde a oportunidade de melhorias.

Não colete dados durante um mês, se a coleta de dados em uma semana já for suficiente para a solução do problema. Procure ajuda se achar que o assunto é complexo.

Se você quiser levantar dados sobre determinado serviço para verificar seu funcionamento e saber quantas vezes um problema ocorre, faça o seguinte:

- **Determine exatamente** o que deve ser observado.
- **Estabeleça o período** em que os dados devem ser coletados.
- **Faça uma folha de verificação**, isto é, uma folha para anotar dados da forma mais simples possível e que seja de fácil manuseio.

- **Verifique se existe tempo** para a coleta de dados e mãos à obra!

Seja sincero na coleta dos dados. Trabalhar com dados ruins é pior do que não dispor de dados.

Estratificação

Se você quiser saber como vão as reclamações dos clientes sobre o trabalho de sua equipe, separe as reclamações por funcionário, por tipo de serviço, etc. Isso é estratificação.

As reclamações têm origem diferente e é preciso separá-las por estratos, ou seja, por itens comuns. Procure observar cada estrato em separado e depois faça a comparação entre eles.

A estratificação decompõe o problema genérico em problemas mais específicos.

Diagrama de Pareto (ou Método ABC)

Economista e sociólogo italiano, Vilfredo Pareto (1848-1923) desenvolveu em 1893, como catedrático de Economia Política na Universidade de Lausanne, o estudo da análise matemática aplicada à economia política. Convencido da inutilidade de qualquer análise econômica sem base matemática, estudou a distribuição de renda entre a população, estabelecendo uma "lei da má distribuição": pequena parcela absorvia grande percentagem da renda, restando uma percentagem bem menor para a maioria. A inserção dessa ferramenta no controle de qualidade deve-se a Juran.

Problemas aparecem sob a forma de perdas. É importante esclarecer a distribuição e a origem das perdas, sendo que as grandes normalmente estão ligadas a poucas origens.

O diagrama de Pareto visa a classificar e colocar em gráfico as *causas* dos problemas, mostrando claramente o nível de importância e a influência do problema e auxiliando na sua compreensão. Ele permite identificar aquelas questões que justificam atenção e tratamento adequados quanto à sua administração, e tem sido usado para definição de políticas, estabelecimento de prioridades e resolução de uma série de outros problemas usuais na empresa.

Para entender o método ABC, nada melhor que um exemplo prático, aplicado a equipamentos de proteção individual (EPI): suponhamos que tivéssemos 10 EPIs consumidos por uma empresa qualquer, quais sejam: EPI A; EPI B; EPI C; EPI D; EPI E; EPI F; EPI G; EPI H; EPI I; e EPI J. Nota-se entre eles que uns são mais consumidos, outros menos. A construção da classificação ABC se dá por meio de duas etapas:

1ª etapa

Essa etapa tem por objetivo a ordenação de valores.

RELAÇÃO DO VALOR DO CONSUMO ANUAL/OUTRO DE TODOS OS ITENS				
CÓDIGO	CONSUMO ANUAL	CUSTO UNITÁRIO	VALOR REQUISITADO	ORDEM
EPI A	10	1.000,00	10.000,00	10
EPI B	500	30,00	15.000,00	9
EPI C	3900	100,00	390.000,00	1
EPI D	300	100,00	30.000,00	6
EPI E	2000	35,00	70.000,00	5
EPI F	1000	270,00	270.000,00	2
EPI G	100	250,00	25.000,00	7
EPI H	4000	20,00	80.000,00	4
EPI I	50	400,00	20.000,00	8
EPI J	3000	30,00	90.000,00	3
		TOTAL	1.000.000,00	

2ª etapa

Essa etapa tem por objetivo a classificação.

ORDEM DOS ITENS SEGUNDO O VALOR REQUISITADO E CÁLCULO DO PERCENTUAL (%) DO VALOR REQUISITADO ACUMULADO EM RELAÇÃO AO TOTAL ().

CÓDIGO	VALOR REQUISITADO	% INDIVIDUAL	VALOR REQ. ACUMUL.	% ACUMUL.	CLASSE
EPI C	390.000,00	39	390.000,00	39	A
EPI F	270.000,00	27	660.000,00	66	A
EPI J	90.000,00	9	750.000,00	75	B
EPI H	80.000,00	8	830.000,00	83	B
EPI E	70.000,00	7	900.000,00	90	B
EPI D	30.000,00	3	930.000,00	93	C
EPI G	25.000,00	2,5	955.000,00	95.5	C
EPI I	20.000,00	2	975.000,00	97.5	C
EPI B	15.000,00	1,5	990.000,00	99	C
EPI A	10.000,00	1	1.000.000,00	100	C

O critério para a definição das classes é efetuado de várias maneiras e conforme estudo efetuado com vários autores, adotamos o seguinte:

20%	80%	
Classe A	Classe B	Classe C
20%	30%	50%

Decisão
- Redução de 10% sobre os itens "A", com a implementação de EPC (equipamento de proteção coletiva) resultaria numa economia de 6,6% do valor total.
- Cortando-se pela metade (50%) os itens "C", conseguiríamos uma economia de apenas 5%.

Esforços

- Comprar com menos frequência os EPIs "C".
- Comprar com mais frequência os EPIs "A".
- Inventário mais frequente sobre os EPIs "A".
- Controle mais simples para os EPIs "C".
- Eliminar os EPIs da classe "A".

Conclusão

- Percentual acumulado representa uma ou mais classes. Exemplo: As classes A e B representam ± 90% do valor total.
- Deve-se verificar o problema maior. É ele que precisa ser atacado primeiro.

Curva típica de Pareto

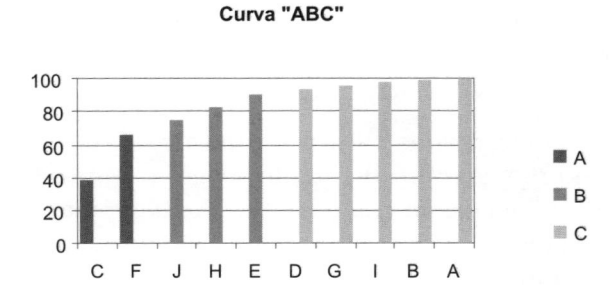

Curva "ABC"

Diagrama de causa e efeito

Todo resultado pode ser atribuído a um bom número de fatores. Uma fruta é um resultado, um efeito. Os fatores, ou elementos causadores da fruta, foram a semente, a terra onde ocorreu a germinação, a água e a temperatura adequadas, a proteção contra pragas, o tempo necessário para que a semente se transformasse em árvore, etc.

No trabalho, o resultado bom ou ruim é um *efeito*. Os itens *causadores* são parte de nossa estrutura de trabalho. Em muitos casos é difícil resolver um problema (efeito) sem ter uma visão clara das diversas causas possíveis.

O *diagrama de causa e efeito* é uma forma simples, fácil e expressiva de mostrar a relação de causa e efeito: todo problema é um efeito (consequência de algo); as causas provocam o efeito. Mais de 95% das causas de um problema têm origem em quatro âmbitos principais: mão de obra, métodos, materiais e máquinas.

Este diagrama pode ser chamado de *5M* ou de *6M*, se incluirmos os itens medição e meio ambiente. Lembrando uma espinha de peixe em sua forma (mas também chamado de *diagrama de árvore* ou *de rio*), permite ressaltar todas as causas possíveis de um problema. Nele devemos utilizar o mínimo de palavras.

Para montá-lo, faça uma rodada de ideias (*brainstorming*) e pergunte à equipe o que provoca o problema, abordando em primeiro lugar a mão de obra, depois os métodos, e assim por diante. Depois é só preenchê-lo. Para cada causa, coloque o "por quê?" para chegar à verdadeira causa – a causa primária a ser atacada.

As causas devem ser levantadas junto ao grupo através do *brainstorming* e escritas no *flip chart* ou no quadro-negro e, em seguida, lançadas na grande, média e pequena espinhas do diagrama. Deve-se objetivar quantidade de ideias, sem julgar se são boas ou ruins. As causas levantadas ainda podem ser escritas em cartões ou em papel *post-it* e agrupadas antes do lançamento no diagrama (método de cartão ou *card method*).

Não se devem misturar causas de problema com medidas corretivas. Procure expor o diagrama de causa e efeito no local de trabalho, visando a estimular novas ideias sobre as possíveis causas. Pode ser necessário preencher uma folha de verificação para acompanhar possíveis causas.

A fixação das causas na grande espinha deve ser de quatro a oito. Faça um círculo nas causas mais importantes do problema e faça a checagem.

Quando encontramos as causas de um problema, partimos para as medidas corretivas. Para cada causa deve haver uma medida corretiva e uma medição para verificar o seu funcionamento. A partir daí devemos incluir a modificação no manual de qualidade.

É importante pensar a partir de dados concretos. Se você pensa que em sua área de trabalho não há problemas, então o grande problema é você.

Os itens de estudo são: queda no giro de estoques; aquisição indevida; aumento nas reclamações; redução nas margens de lucro.

Segundo a definição da Japan Industrial Standards (JIS), o diagrama de causa e efeito mostra de forma sistemática o relacionamento entre os resultados e as causas relacionadas. Formado pelas grandes, médias e pequenas espinhas, onde os fatores são as causas e as características são o efeito, permite a visão geral das causas e suas relações. Sem focalizar as causas primárias, não haverá sucesso nesse trabalho.

Os passos a serem tomados são:

- **Determine as características** de qualidade.
- **Procure uma característica de qualidade** e escreva-a do lado direito (num retângulo), que é a cabeça do peixe; escreva na parte traseira do peixe as causas primárias que afetam as características de qualidade e coloque-as em um retângulo.
- **Escreva as causas secundárias** que afetam as causas primárias e escreva as causas terciárias que afetam as secundárias.
- **Fixe a importância de cada causa** e marque em particular os itens que têm impacto maior sobre as características de qualidade.

Procure observar todos os itens do ponto de vista da variação, considerando primeiro as causas primárias. Se sabemos que existe variação, vamos procurar o porquê. Este modo de pensar é bastante efetivo. Por que este defeito ocorreu? Por que ele ocorre com aquele departamento ou pessoa? Este caminho apresenta uma base lógica.

Histograma

O histograma auxilia a verificar os pontos críticos nos fatos que se repetem a cada dia. Após a coleta dos dados – por exemplo: acidentes, absenteísmo, atos inseguros, condições inseguras, etc. – fazemos o gráfico com base na ficha de verificação.

CLASSE	FREQUÊNCIA
Atos inseguros	11 casos
Condições inseguras	57 casos
Absenteísmo	199 casos
Acidentes com perda de tempo	35 casos

Os dados acima demonstram a necessidade do estudo da situação para se encontrar uma solução melhor para os serviços prestados.

Diagrama de dispersão

Utilizado quando se quer visualizar o que acontece com uma variável quando outra variável se altera, para saber se estão relacionadas; o diagrama de dispersão permite observar a correlação entre dados.

Exemplo 1: quanto maior a velocidade do veículo, maior o consumo de combustível. Nesse caso houve uma correlação positiva entre as variáveis. Uma cresce e a outra também cresce.

Portanto, quando houve aumento de consumo de combustível, podemos considerar a alternativa de que o motorista esteve correndo mais do que devia (é uma alternativa a ser estudada por ser possível).

Exemplo 2: aumentamos o número de visitas ao cliente e as vendas crescem com essas visitas. Houve correlação positiva.

Exemplo 3: o preço que fixamos para um filtro é diminuído e as vendas do filtro aumentam. Nesse caso houve correlação negativa, ou seja, uma variável decresceu e a outra aumentou.

Em geral, devemos encontrar os itens que possuem correlação negativa e estudar, por exemplo, promoções, como atrativos para a vinda do cliente. Para o estudo da correlação é necessário levantar um bom número de itens (por exemplo, acima de 20). Observe que a correlação negativa é tão importante quanto a positiva.

O estudo de correlações não mostra necessariamente relações de causa e efeito.

Gráfico de controle

Trata-se de um gráfico por meio do qual se pode examinar se um processo está ou pode ser mantido sob controle (estável). Nele são especificados os limites de controle e plotadas as condições do processo. Se os pontos estiverem dentro dos limites de controle, sem dispersão, então o processo estará em condições estáveis. Se os pontos estiverem fora dos limites de controle, com anormalidade e dispersão, deve haver alguma causa não detectada no sistema.

O gráfico ajuda a verificar se há alteração no processo e se essa alteração é aleatória ou devida a causa comum ou ações individuais.

Lance no gráfico de controle três linhas: uma com o limite superior de controle (LSC), outra com o limite inferior de controle (LIC) e, no centro, a média. A cada dia lance a média do dia no gráfico.

Se há algum ponto fora dos limites de controle, o processo de trabalho está fora de controle e necessitamos de ação corretiva imediata. Também há necessidade de ajuste quando ocorre um padrão não natural na distribuição dos pontos (exemplo: vários pontos consecutivos acima ou abaixo da média).

Não considere importantes todas as variações. Procure primeiro analisá-las e localizar pontos de melhoria. De qualquer forma, esse gráfico deve ser utilizado para mostrar variações fundamentais no sistema.

Brainstorming

É importante exercitar o raciocínio para englobar todos os aspectos do problema ou de sua solução. O *brainstorming*, método criado pelo americano A. F. Osborn, é utilizado para auxiliar um grupo a criar tantas ideias quantas forem possíveis no menor intervalo de tempo. Quanto mais ideias melhor, mesmo que, em princípio, algumas delas pareçam meio absurdas: toda ideia puxa outra ideia que, sozinha ou combinada, pode conduzir à causa do problema.

Os participantes devem se dispor em círculo e, obedecendo ao sentido horário, cada um deve apresentar uma ideia. Os que não tiverem ideias podem ser saltados.

Este método permite que até os tímidos participem, criando o mínimo de pressão. É necessário, contudo, tomar cuidado com os extrovertidos. Devemos aproveitar bem o tempo e buscar objetividade. Siga as seguintes regras:

- **Nunca critique ideias**.
- **Escreva todas as ideias** em um *flip chart*.
- **Todos devem concordar com a questão**, caso contrário o assunto deve ser repensado; reescreva a nova ideia.
- **Escreva as palavras** dos participantes.

- **Seja rápido** (de 5 a 15 minutos).

Para classificar as ideias, cada um escolhe as cinco mais importantes e identifica a mais importante dentre estas com a nota 5, a segunda com a nota 4, e assim por diante.

Workshop

Workshop é uma mostra de trabalhos e funciona como checagem de como está o trabalho. É também uma ferramenta para o desenvolvimento das pessoas, já que há necessidade de preparação de material pelos participantes da mostra para a apresentação pessoal dos assuntos.

Passos:

- **Defina quem irá apresentar trabalhos**.
- **Convoque-os por escrito**.
- **Providencie local apropriado** (ambiente claro, limpo e informal).
- **Providencie os equipamentos** de audiovisual (retroprojetor, *flip chart*, tela, canetas para transparências, etc.).
- **Decida quais gráficos e conteúdos** (fatos, resultados concretos, desenhos, etc.) poderão auxiliar na apresentação.
- **Atribua responsabilidades individuais** – use pouco material.
- **Responsabilize as pessoas** pela apresentação.
- **Durante a apresentação**, fale devagar e escute atentamente as perguntas.

SISTEMA DE GESTÃO DE SEGURANÇA, HIGIENE E SAÚDE OCUPACIONAL (OHSAS 18000:2007)

As especificações OHSAS 18000 são um guia para a implementação de sistemas de gestão de segurança e higiene ocupacional. A OHSAS 18001 é uma ferramenta que permite a uma empresa atingir – e sistematicamente controlar e melhorar – o nível do desempenho da saúde e segurança ocupacional por ela mesma estabelecido. OHSAS é a sigla em inglês para *Occupational Health and Safety Assessment Series* (em português, Série de Avaliação de Saúde e Segurança Ocupacional). Assim como o Sistema de Gestão Ambiental e o de Gestão de Qualidade, o Sistema de Gestão de Segurança, Higiene e Saúde Ocupacional também possui objetivos, indicadores, metas e planos de ação.

A OHSAS 18001, publicada em 1999, contém os requisitos que podem ser objetivamente auditados para fins de certificação e/ou autodeclaração. Em 2000, foi lançada a OHSAS 18002, que fornece as diretrizes para a implementação da OHSAS 18001 nas organizações. Seus passos gerais para a implementação de um sistema de higiene e saúde ocupacional são pautados em: definir a política de higiene e segurança; planejar a identificação, a avaliação e o controle dos riscos ocupacionais; cumprir a legislação vigente; estar documentado, implementado e mantido; verificar e implementar ações corretivas no sistema; divulgar a política a todos os colaboradores e partes interessadas da organização; ser revista, mantendo-se apropriada à organização e levando a uma melhoria contínua, com o envolvimento da administração.

As especificações OHSAS não estabelecem um procedimento oficial de implementação e devem ser adaptadas às características e realidades de cada empresa. A Norma OHSAS 18001:2007 (última revisão) está estruturada em quatro seções; os requisitos são descritos na seção 4 (4.1 a 4.6), quais sejam:

1. Objetivo e campo de aplicação

2. Publicações de referência

3. Termos e definições

4. Requisitos do sistema de gestão

    4.1. Requisitos gerais

    4.2. Política de Segurança e Saúde no Trabalho – SST

    4.3. Planejamento

    4.4. Implementação e operação

    4.5. Verificação

    4.6. Análise crítica pela direção

O sistema prescrito pela OHSAS detalha os requisitos dos componentes acima e acrescenta uma série de outros que são necessários ao bom desempenho desses e do sistema como um todo. Por exemplo:

- para assegurar o adequado envolvimento dos empregados, a norma inclui a cláusula de comunicação, participação e consulta;

- para dar segurança à alta direção de que os processos estão sendo executados conforme especificado e que são eficazes, a norma inclui a cláusula de auditoria interna; e

- para assegurar uma resposta adequada em situações de emergência, a norma inclui a cláusula de preparação e resposta a emergências.

A figura a seguir apresenta uma visão geral do sistema de gestão, conforme a Norma OHSAS 18001:2007. A sequência e interação proposta possibilitam à organização a implementação de um sistema consistente, com política e objetivos alinhados aos seus riscos de SST e aos requisitos legais aplicáveis. Adicionalmente, o Sistema de Gestão da Segurança e Saúde no Trabalho – SGSST – está alicerçado em uma abordagem por processos, em que é adotada a metodologia do PDCA – *Plan, Do, Check and Act*, no sentido de promover a melhoria contínua.

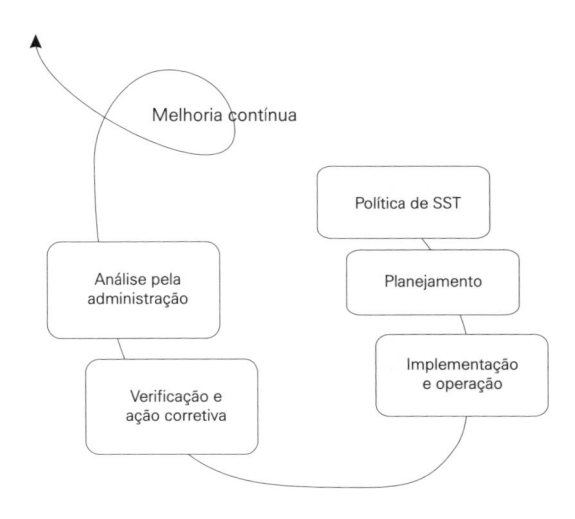

Modelo de sistema de gestão da SST – OHSAS 18001:2007.

Apresentamos, a seguir, o resumo dos requisitos da norma para a implementação de sistemas de gestão de segurança e higiene ocupacional correlacionadas aos requisitos da OHSAS 18001:2007.

RESUMO DOS REQUISITOS

	O QUE É EXIGIDO	PARA QUE É EXIGIDO
4.1. Requisitos Gerais	Que seja estabelecido, documentado, implementado, mantido e continuamente melhorado o SGSST e a forma como serão atendidos os requisitos normativos. Requer também que seja definido e documentado o escopo do SGSST.	Para assegurar o atendimento aos requisitos normativos e o alinhamento aos propósitos da organização.
4.2. Política de SST	Que a política de SST inclua o comprometimento com a melhoria contínua, o comprometimento com a prevenção de lesões e doenças, o atendimento aos requisitos legais; que seja comunicada e entendida por todos; e que esteja disponível para as partes interessadas.	Para clarificar o compromisso da alta administração e promover o alinhamento de esforços para o atendimento dos requisitos de SST.
4.3. Planejamento		
4.3.1. Identificação de perigos, avaliação de riscos e determinação de controles	Que a organização redija procedimento para identificação de perigos e avaliação de riscos e aplique-o, de forma a conhecer em detalhes os riscos existentes na organização; Que, em caso de mudanças na organização, os riscos de SST associados sejam avaliados antes da introdução das mudanças; Que, ao determinar controles ou mudanças nos controles existentes, seja considerada a redução dos riscos de acordo com a hierarquia: 1) eliminação; 2) substituição; 3) controles de engenharia; 4) sinalização/alertas e/ou controles administrativos; 5) equipamentos de proteção individual (EPIs). Que os resultados da identificação de perigos, avaliação de riscos e dos controles determinados sejam documentados e mantidos atualizados. Que os riscos de SST e controles determinados sejam levados em consideração no SGSST.	Assegurar o alinhamento entre os riscos de SST da organização, os requisitos legais aplicáveis, e os objetivos de SST e programas para atingi-los.
4.3.2. Requisitos legais e outros requisitos	A identificação dos requisitos legais aplicáveis, e outros eventualmente subscritos, relacionados à SST; comunicar as informações sobre requisitos legais às pessoas que trabalham na organização e às outras partes interessadas.	
4.3.3. Objetivos e programa(s)	O estabelecimento de objetivos de SST documentados, mensuráveis e coerentes com a política de SST; o estabelecimento de programas para atingir os objetivos, incluindo responsáveis, meios e prazos.	

4.4. Implementação e Operação		
4.4.1. Recursos, funções, responsabilidades, prestação de contas e autoridades	A disponibilização dos recursos e a definição das responsabilidades e autoridades para a gestão da SST. Solicita também a nomeação de um representante da administração para assegurar a adequação do SGSST e relatar o seu desempenho para a alta administração.	Para assegurar os recursos e a capacitação necessários ao adequado funcionamento do SGSST.
4.4.2. Competência, treinamento e conscientização	A determinação das competências necessárias a todo o pessoal que tenha potencial de causar impactos na SST, a provisão dos treinamentos necessários e a manutenção dos registros correspondentes. Requer, também, que seja promovida a conscientização das questões de SST para aqueles que trabalham sob controle da organização.	
4.4.3. Comunicação, participação e consulta	O estabelecimento de um procedimento para promover a comunicação interna e o tratamento das solicitações oriundas de partes interessadas externas.	Assegurar comunicação adequada à eficácia do SGSST.
4.4.4. Documentação	Que a documentação do SGSST contenha política e objetivos, escopo do SGSST, descrição dos elementos do SGSST, documentos (incluindo registros) exigidos pela OHSAS e/ou determinados pela organização como sendo necessários.	
4.4.5. Controle de documentos	O estabelecimento de um procedimento para controlar todos os documentos do SGSST, definindo responsabilidades para aprovação e controles para assegurar que as versões vigentes estejam disponíveis nos locais de uso.	Para assegurar um entendimento único das diretrizes do SGSST estabelecidas pela organização.
4.4.6. Controle operacional	Que sejam identificadas as operações e atividades onde há necessidade de controles para gerenciar os riscos de SST e que para as mesmas sejam implementados e mantidos critérios operacionais, controles e procedimentos.	Para assegurar o controle das operações com riscos significativos.
4.4.7. Preparação e resposta a emergências	Que seja mantido procedimento para identificar potenciais situações de emergências e responder a estas emergências.	Para antecipar-se a situações de emergência, tratando e/ou mitigando suas consequências.

4.5. Verificação		
4.5.1. Monitoramento e medição do desempenho	Procedimentos para monitorar e medir regularmente o desempenho da SST e que forneçam: medidas apropriadas às necessidades da organização; monitoramento do grau de atendimento aos objetivos de SST; monitoramento da eficácia dos controles; medidas de desempenho dos programas de SST; medidas de doenças e incidentes; registros suficientes para facilitar a subsequente análise de ações corretivas e preventivas.	Permitir o efetivo acompanhamento operacional e a avaliação de desempenho do SGSST.
4.5.2. Avaliação do atendimento a requisitos legais e outros	O estabelecimento de procedimentos para avaliar o atendimento aos requisitos legais e a outros subscritos pela organização, mantendo-se os registros dessa avaliação.	Garantir a contínua aderência à legislação vigente.
4.5.3. Investigação de incidente, não conformidade, ação corretiva e ação preventiva	Procedimentos para registrar, investigar e analisar incidentes.	Determinar deficiências de SST, identificar necessidade de ações corretivas e oportunidades para ações preventivas e melhoria contínua.
4.5.4. Controle de registros	A manutenção de registros para demonstrar a conformidade com os requisitos do SGSST da organização e da Norma OHSAS 18001. Um procedimento deverá ser estabelecido para controle desses registros.	Garantir a rastreabilidade das operações e permitir demonstrar resultados do SGSST.
4.5.5. Auditoria interna	A realização de auditorias internas a intervalos planejados para verificar se o SGSST está conforme com os requisitos da OHSAS 18001 e com o que foi planejado pela organização; e se está sendo mantido. Um procedimento deverá ser estabelecido definindo as responsabilidades e os requisitos para planejamento e execução de auditorias.	Para prover confiança à organização e à comunidade quanto à conformidade e eficácia do SGSST.
4.6. Análise crítica pela direção	Que a alta direção analise criticamente a adequação, pertinência e eficácia do SGSST a intervalos planejados; que sejam mantidos registros destas análises	Para assegurar que o SGSST mantenha-se continuamente adequado, pertinente e eficaz.

Fonte: J. B. Ribeiro Neto; J. C. Tavares; S. C. Hoffmann. *Sistema de gestão integrado: uma abordagem consistente para lidar com a qualidade, o meio ambiente, a responsabilidade social e a saúde e segurança no trabalho*. (São Paulo: Senac São Paulo, 2008).

A seguir apresentamos uma lista de verificação (*checklist*) para o sistema de gestão da segurança e saúde no trabalho, que pode ser objetivamente útil em auditorias.

LISTA DE VERIFICAÇÃO – SISTEMA DE GESTÃO DA SST / OHSAS 18000:2007

Requisitos da OHSAS 18000:2007	NA	C	NC	Coment.
4.1. Requisitos Gerais				
A organização estabelece e mantém um sistema de gestão de SST em conformidade com os requisitos enunciados na cláusula 4 do referencial OHSAS 18001:2007?				
4.2. Política de SST				
A administração definiu a política de SST da organização?				
A administração assegurou-se de que a política de SST da organização: - é adequada à sua natureza e a abrangência dos riscos? - inclui um comprometimento com a prevenção de lesões e doenças e com melhoria contínua da gestão da SST e do desempenho da SST? - inclui comprometimento em atender, no mínimo, a legislação e os regulamentos aplicáveis no que se refere à SST, como outros requisitos que a organização subscreva? - está documentada? - é divulgada para todo o pessoal da organização e colaboradores, de forma que fiquem conscientes de suas obrigações individuais no que se refere à SST? - está disponível às partes interessadas? - é revista periodicamente de modo a garantir que se mantém relevante e adequada à organização?				
4.3. Planejamento				
4.3.1. Identificação dos perigos, avaliação dos riscos e determinação de controles				
A organização estabeleceu e mantém *procedimento(s)* para identificar os perigos e avaliar os riscos e implementa medidas de controle necessárias e de forma sistemática?				
O(s) procedimento(s) de identificação dos perigos e a avaliação dos riscos contemplam: - as atividades de rotina e as não rotineiras? - as atividades de todos os que tenham acesso aos locais de trabalho, incluindo fornecedores, prestadores de serviço e visitantes? - comportamento das pessoas bem como capacidades, limites e outros fatores humanos? - perigos externos ao local de trabalho (exemplo: ambiental)?				

LISTA DE VERIFICAÇÃO – SISTEMA DE GESTÃO DA SST/ OHSAS 18000:2007

Requisitos da OHSAS 18000:2007	NA	C	NC	Coment.
- a infraestrutura, equipamentos e materiais? - mudanças ou propostas de mudança na organização, em suas atividades ou materiais? - modificações no sistema de gestão da SST, inclusive mudanças temporárias, bem como seus impactos nas operações, processos e atividades? - obrigações legais aplicáveis à avaliação de riscos e à implementação dos controles necessários? - o leiaute das áreas de trabalho, processos, instalações, máquinas/equipamentos, procedimentos e organização do trabalho, inclusive com adaptação às capacidades humanas?				
A metodologia para identificação dos perigos e avaliação dos riscos: - é adequada às características e à natureza da organização e está definida de forma que seja pró-ativa? - fornece subsídios para a identificação, priorização e documentação dos riscos, bem como para a aplicação dos controles, conforme apropriado?				
Na gestão de mudanças, se for o caso, a organização identifica os perigos e os riscos de SST, associados, antes da introdução dessas mudanças?				
Ao determinar os controles ou considerar as mudanças nos controles existentes, é considerada a redução dos riscos de acordo com a seguinte hierarquia: eliminação, substituição, controles de engenharia, sinalização/alertas e/ou controles administrativos, e equipamentos de proteção individual?				
A organização documentou e mantém atualizados os resultados da identificação de perigos, da avaliação de riscos e dos controles determinados?				
A organização assegura que os riscos de SST e os controles sejam levados em consideração no estabelecimento, implementação e manutenção de seu sistema de gestão da SST?				

LISTA DE VERIFICAÇÃO – SISTEMA DE GESTÃO DA SST/ OHSAS 18000:2007				
Requisitos da OHSAS 18000:2007	NA	C	NC	Coment.
4.3.2. Requisitos legais e outros				
A organização estabeleceu, implementou e mantém *procedimento(s)* para identificar e ter acesso à legislação, bem como a outros requisitos que sejam aplicáveis às atividades de SST?				
Assegurou-se que tais requisitos legais aplicáveis e outros requisitos subscritos por ela sejam levados em consideração no estabelecimento, implementação e manutenção de seu sistema de gestão da SST?				
A organização mantém essa informação atualizada?				
Comunicou as informações pertinentes sobre requisitos legais e outros requisitos às pessoas que ali trabalham e às outras partes interessadas pertinentes?				
4.3.3. Objetivos e programa(s)				
A organização estabeleceu, implementou e mantém objetivos de SST documentados, nas funções e níveis pertinentes da organização?				
Os objetivos são mensuráveis, quando exequível, e coerentes com a política de SST, incluindo os comprometimentos com a prevenção de lesões e doenças, com o atendimento a requisitos legais aplicáveis e outros requisitos subscritos pela organização, e com a melhoria contínua?				
A organização deve estabelecer, implementar e manter programa(s) para atingir seus objetivos. No(s) programa(s) estão incluídos, pelo menos: - atribuição de responsabilidade e autoridade para atingir os objetivos nas funções e níveis pertinentes da organização? - os meios e o prazo nos quais os objetivos devem ser atingidos?				
Cada programa é analisado criticamente a intervalos regulares e planejados, e é ajustado conforme necessidade, para assegurar que os objetivos foram atingidos?				

LISTA DE VERIFICAÇÃO – SISTEMA DE GESTÃO DA SST/ OHSAS 18000:2007				
Requisitos da OHSAS 18000:2007	NA	C	NC	Coment.
4.4. Implementação e Operação				
4.4.1. Recursos, funções, responsabilidades, prestações de contas e autoridades				
A Direção assume a responsabilidade final pela SST e pelo sistema de gestão da SST?				
A Direção garante a disponibilidade de recursos essenciais para estabelecer, implementar, manter e melhorar o sistema de gestão da SST?				
A Direção define as funções, alocando responsabilidades e prestações de contas e delegando autoridades, a fim de facilitar a gestão eficaz da SST?				
A organização indicou representante(s) da Direção com responsabilidade específica para: - assegurar que o sistema de gestão da SST seja estabelecido, implementado e mantido em conformidade com esta norma? - assegurar que os relatos sobre o desempenho da gestão da SST sejam apresentados à Direção para análise crítica e sejam utilizados como base para a melhoria do sistema de gestão da SST?				
A pessoa indicada pela Direção está à disposição de todas as pessoas que trabalham sob o controle da organização?				
Os responsáveis administrativos demonstram comprometimento com a melhoria contínua do desempenho da SST?				
A organização assegura que as pessoas no local de trabalho assumam responsabilidades por aspectos da SST sobre os quais elas exercem controle, incluindo a conformidade com os requisitos aplicáveis de SST da organização?				
4.4.2. Competência, treinamento e conscientização				
A organização assegura que qualquer pessoa, sob seu controle, a realizar atividades que possam causar impacto na SST seja competente com base em formação apropriada, treinamento ou experiência, devendo reter os *registros* apropriados?				

LISTA DE VERIFICAÇÃO – SISTEMA DE GESTÃO DA SST / OHSAS 18000:2007

Requisitos da OHSAS 18000:2007	NA	C	NC	Coment.
A organização identifica as demandas de treinamento associadas aos seus riscos de SST e a seu sistema de gestão da SST?				
Ela fornece treinamento ou ação para atender a essas necessidades?				
Avalia a eficácia dos treinamentos ou da ação tomada e retém os *registros* associados?				
A organização estabelece, implementa e mantém *procedimento(s)* para que os trabalhadores sob seu controle estejam conscientes: - das consequências para a SST, reais ou potenciais, de suas atividades de trabalho, de seu comportamento, e dos benefícios para a SST, resultantes da melhoria do seu desempenho pessoal? - de suas funções e responsabilidades e da importância em atingir a conformidade com a política e os procedimentos de SST, e com os requisitos do sistema de gestão da SST, incluindo os requisitos de preparação e resposta a emergências? - das potenciais consequências da inobservância de procedimentos especificados?				
Os procedimentos de treinamento levam em consideração os diferentes níveis de responsabilidade, habilidade, proficiência em línguas e instrução; e risco?				
4.4.3. Comunicação, participação e consulta				
4.4.3.1. Comunicação				
No que se refere aos perigos de SST e ao seu sistema de gestão, a organização implementa e mantém procedimento(s) para: - comunicação interna dentre os vários níveis e funções da organização? - comunicação com terceirizados e outros visitantes no local de trabalho? - recebimento, documentação e resposta a comunicações pertinentes oriundas de partes interessadas externas?				
4.4.3.2. Participação e consulta				
A organização estabelece, implementa e mantém *procedimento(s)* para a participação dos trabalhadores através de:				

LISTA DE VERIFICAÇÃO – SISTEMA DE GESTÃO DA SST / OHSAS 18000:2007

Requisitos da OHSAS 18000:2007	NA	C	NC	Coment.
- seu envolvimento apropriado na identificação de perigos, na avaliação de riscos e na determinação de controles?				
- seu envolvimento apropriado na investigação de incidentes?				
- seu envolvimento no desenvolvimento e análise crítica das políticas e objetivos de SST?				
- consulta quando existirem quaisquer mudanças que afetem sua SST?				
- representação nos assuntos de SST?				
A organização estabelece, implementa e mantém *procedimento(s)* para a consulta aos terceirizados de mudanças que afetem sua SST?				
4.4.4. Documentação				
A documentação do sistema de gestão da SST inclui: - a política e os objetivos de SST? - descrição do escopo do sistema de gestão da SST? - descrição dos principais elementos do sistema de gestão da SST e sua interação e referência aos documentos associados? - documentos, incluindo registros, exigidos por essa norma OHSAS? - documentos, determinados pela organização para assegurar o planejamento, a operação e controle eficazes dos processos que estejam associados à gestão de seus riscos de SST?				
4.4.5. Controle de documentos				
A organização estabelece, implementa e mantém *procedimento(s)* para: - aprovar documentos quanto à sua adequação antes de seu uso? - analisar criticamente e atualizar, conforme necessário, e reprovar documentos? - assegurar que as alterações e a situação atual da revisão de documentos sejam identificadas? - assegurar que as versões de documentos aplicáveis estejam disponíveis em seu ponto de utilização? - assegurar que os documentos permaneçam legíveis e prontamente identificáveis?				

LISTA DE VERIFICAÇÃO – SISTEMA DE GESTÃO DA SST/ OHSAS 18000:2007

Requisitos da OHSAS 18000:2007	NA	C	NC	Coment.
- assegurar que os documentos externos determinados pela organização necessários ao planejamento e operação do sistema de gestão da SST sejam identificados, e que sua distribuição seja controlada?				
- prevenir a utilização não intencional de documentos obsoletos e utilizar identificação adequada neles se forem retidos para quaisquer fins?				
4.4.6. Controle operacional				
A organização implementa e mantém controles operacionais, aplicáveis à organização e a suas atividades?				
A organização implementa e mantém controles referentes a produtos, serviços e equipamentos adquiridos?				
A organização implementa e mantém controles referentes a terceirizados e outros visitantes no local de trabalho?				
A organização implementa e mantém *procedimentos* documentados para cobrir situações em que sua ausência possa acarretar desvios em relação à política e aos objetivos de SST?				
A organização implementa e mantém critérios operacionais estipulados, onde sua ausência possa acarretar desvios em relação à política e aos objetivos de SST?				
4.4.7. Preparação e resposta a emergências				
A organização estabelece, implementa e mantém *procedimento(s)* para identificar o potencial para situações de emergência?				
A organização estabelece, implementa e mantém *procedimento(s)* para responder a tais situações de emergência?				
4.5. Verificação				
4.5.1. Monitoramento e medição do desempenho				
A organização estabelece, implementa e mantém *procedimento(s)* para monitorar e medir regularmente o desempenho da SST?				

LISTA DE VERIFICAÇÃO – SISTEMA DE GESTÃO DA SST/ OHSAS 18000:2007				
Requisitos da OHSAS 18000:2007	NA	C	NC	Coment.
Esse(s) procedimento(s) fornece(m): - o monitoramento do grau de atendimento aos objetivos de SST da organização? - o monitoramento da eficácia dos controles (tanto para a saúde quanto para a segurança)? - as medidas pró-ativas de desempenho que monitorem a conformidade com o(s) programa(s) de gestão da SST e com os controles e critérios operacionais? - as medidas reativas de desempenho que monitorem doenças ocupacionais, incidentes (incluindo acidentes, quase-acidentes, etc.) e outras evidências históricas de deficiências no desempenho da SST? - o *registro* de dados e resultados do monitoramento e da medição, suficientes para facilitar a subsequente análise de ações corretivas e ações preventivas?				
4.5.2. Avaliação do atendimento a requisitos legais e outros				
A organização estabelece, implementa e mantém *procedimento(s)* para avaliar periodicamente o atendimento aos requisitos legais aplicáveis?				
A organização mantém *registros* dos resultados das avaliações periódicas?				
A organização avalia o atendimento a outros requisitos por ela subscritos?				
4.5.3. Investigação de incidente, não conformidade, ação corretiva e ação preventiva				
4.5.3.1. Investigação de incidente				
A organização estabelece, implementa e mantém *procedimento(s)* para investigar e analisar incidentes a fim de determinar deficiências de SST subjacentes e outros fatores que possam estar causando ou contribuindo para a ocorrência de incidentes?				
Identifica a necessidade de ações corretivas?				
Identifica oportunidades para ações preventivas?				
Identifica oportunidades para a melhoria contínua?				
Comunica os resultados de tais investigações?				

LISTA DE VERIFICAÇÃO – SISTEMA DE GESTÃO DA SST/ OHSAS 18000:2007

Requisitos da OHSAS 18000:2007	NA	C	NC	Coment.
4.5.3.2. Não conformidade, ação corretiva e ação preventiva				
A organização identifica e corrige não conformidade(s) e executa ações para mitigar suas consequências para a SST?				
Investiga não conformidade(s), determina sua(s) causa(s) e executa ações para evitar sua repetição?				
Avalia a necessidade de ação(ões) para prevenir não conformidade(s) e implementa ações apropriadas, desenhadas para evitar sua ocorrência?				
Registra e comunica os resultados da(s) ação(ões) corretiva(s) e ação(ões) preventiva(s) executada(s)?				
Analisa criticamente a eficácia da(s) ação(ões) corretiva(s) e ação(ões) preventiva(s) executada(s)?				
4.5.4. Controle de registros				
A organização estabelece, implementa e mantém *procedimento(s)* para a identificação, armazenamento, proteção, recuperação, retenção e descarte de registros?				
4.5.5. Auditoria interna				
A organização assegura que as auditorias internas do sistema de gestão da SST sejam conduzidas em intervalos planejados para determinar se o sistema de gestão da SST está em conformidade com os arranjos planejados, incluindo-se os requisitos desta norma?				
Foi adequadamente implementada e é mantida?				
É eficaz no atendimento à política e aos objetivos da organização?				
Fornece informações à administração sobre os resultados das auditorias?				
O(s) *procedimento(s)* de auditoria são estabelecido(s), implementado(s) e mantido(s) para tratar das responsabilidades, competências e requisitos para planejar e conduzir as auditorias, para relatar os resultados e reter os registros associados?				

LISTA DE VERIFICAÇÃO – SISTEMA DE GESTÃO DA SST/ OHSAS 18000:2007				
Requisitos da OHSAS 18000:2007	NA	C	NC	Coment.
A seleção de auditores e a condução das auditorias asseguram objetividade e imparcialidade do processo de auditoria?				
4.6. Análise Crítica pela Direção				
As entradas para as análises críticas pela direção incluem: - os resultados das auditorias internas e das avaliações do atendimento aos requisitos legais aplicáveis e a outros requisitos subscritos pela organização? - os resultados da participação e consulta? - as comunicações pertinentes provenientes de partes interessadas externas, incluindo reclamações? - o desempenho da SST da organização? - a extensão na qual foram atendidos os objetivos? - a situação das investigações de incidentes, das ações corretivas e das ações preventivas? - as ações de acompanhamento das análises críticas anteriores pela direção? - mudanças de circunstâncias, incluindo desenvolvimentos em requisitos legais e outros relacionados à SST? - recomendações para melhoria?				
As saídas das análises críticas pela direção são coerentes com o comprometimento da organização e com a melhoria contínua, e incluem decisões e ações relacionadas a possíveis mudanças: - no desempenho da SST? - na política e objetivos de SST? - nos recursos? - e em outros elementos do sistema de gestão da SST?				
As saídas pertinentes da análise crítica pela direção ficam disponíveis para comunicação e consulta?				

Fonte: J. B. Ribeiro Neto, J. C. Tavares, S. C. Hoffmann (2008).

Legenda: NA = Não Aplicável; C = Conforme; NC = Não conforme

REFERÊNCIAS BIBLIOGRÁFICAS

CAMPOS, Armando. *Cipa: Comissão Interna de Prevenção de Acidentes. Uma nova abordagem.* 10ª ed. São Paulo: Editora Senac São Paulo, 2006.

_____ et al. *Prevenção e controle de riscos em máquinas, equipamentos e instalações.* São Paulo: Editora Senac São Paulo, 2006.

CHIAVENATO, Idalberto. *Iniciação à administração geral.* São Paulo: McGraw-Hill, 1989.

_____. *Iniciação à organização e controle.* São Paulo: McGraw-Hill, 1989.

_____. *Organização e técnica comercial.* São Paulo: McGraw-Hill, 1989.

CROSBY, B. Philip. *Qualidade é investimento.* São Paulo: José Olympio, 1979.

DE CICCO, Francesco M. G. A. F. *Custo de acidentes.* São Paulo: Fundacentro, 1983.

FAYOL, Henri. *Administração industrial e geral.* São Paulo: Atlas, 1953.

FREITAS, A. *5 S. Conceitos para revolucionar o gerenciamento.* São Paulo: Publicação Interna da Albrás, 1991.

FUNDACENTRO. *Curso de supervisores de segurança do trabalho.* São Paulo: Fundacentro, 1979.

HAMPTON, David R. *Administração contemporânea. Teoria, prática e casos.* São Paulo: McGraw-Hill, 1980.

HIRANO, Hiroyuki. *5 S na prática*. São Paulo: Imam, 1994.

ISHIKAWA, Kaoru. *TQC-Total Quality Control. Estratégia e administração da qualidade*. São Paulo: IMC, 1985.

MANUAIS de legislação Atlas. *Segurança e medicina do trabalho*. São Paulo: Atlas, 1995.

MIGUEL, Alberto Sergio S. R. *Manual de higiene e segurança do trabalho*. 4ª ed. Porto: Porto Editora, 1998.

MIYANCHI, I. *Postura em um coordenador de TQC*. Seminário Internacional de TQC, São Paulo, 7 de abril de 1987.

MORAES, Mário C. A. de. *Redação empresarial*. São Paulo: Senac, 1987.

OHSAS 18001. "Occupational Health and Safety Assessment Series", em *BSI*, 1999.

PINTO, A. *Sistemas de gestão da segurança e saúde no trabalho*. Lisboa: Sílabo, 2005.

REIS, Felipe Dias Souza & MAÑAS, Vico Antonio. *ISO 9000. Um caminho para a qualidade total*. São Paulo: Érica, 1994.

RIBEIRO FILHO, Leonidio F. *Técnicas de segurança do trabalho*. São Paulo: CUC, 1974.

RIBEIRO NETO, J. B.; TAVARES, J. C.; HOFFMANN, S. C. *Sistemas de gestão integrados: qualidade, meio ambiente, responsabilidade social e segurança e saúde no trabalho*. São Paulo: Editora Senac São Paulo, 2008.

RODRIGUES, Ricardo Fabrício. *Organizações, mudança e capacidade de gestão*. Portugal: Principia, 1998.

SENAC. *Administração de farmácia*. São Paulo: Senac, 1994.

TAVARES, José da Cunha. *Noções de prevenção e controle em segurança do trabalho*. 4ª ed. São Paulo: Editora Senac São Paulo, 2005.

_____. "Organização do trabalho e suas principais linhas teóricas." *Revista de Relações Humanas*. São Paulo: Esan, 1993.

TAYLOR, Frederick W. *Princípios de administração científica*. São Paulo: Atlas, 1953.

TOLEDO, Bueno Junior de, Itys-Fides & KURATOMI, Shoei. *Cronoanálise*. São Paulo: Itysho, 1977.

ZOCCHIO, Álvaro. *Prática da prevenção de acidentes de trabalho*. São Paulo: Atlas, 1992.

ÍNDICE GERAL

Administração 15, 75
Administração de projetos 22
Administração do tempo 101
Aferição 88
Análise custo-benefício das atuações preventivas 83
Aspectos administrativos e organizacionais da função higiene e segurança 12
Ata de reunião da Cipa 110
Atribuições do técnico de segurança 67
Atribuições e responsabilidades 61
Brainstorming 140
Breve histórico, objetivos, princípios e elementos 15
Características 116
Cinco S (Os) 125
Cipa (Comissão Interna de Prevenção de Acidentes) 64, 77
Classificação 9
Comportamento do estoque (consumo constante) 89
Condução 106
Condução de reuniões 105
Contribuição como membro da reunião 107
Controle 48
Controle de estoques 87

Coordenação 48
Custo total anual 92
Custos dos acidentes 81
Diagrama de causa e efeito 135
Diagrama de dispersão 138
Diagrama de Pareto 132
Direção 35
Editores de texto 98
Elaboração de relatórios 115
Empregados 76
Empregados comuns (sem cargo administrativo) 64
Empresa 9
Engenharia 78
Escalão de linha (supervisor, mestre, encarregado, etc.) 64
Escalão intermediário (gerência, superintendência) 63
Escola de administração científica (Taylorismo/Fordismo) 51
Escola de relações humanas (enriquecimento de cargos) 53
Escola japonesa (*Lean production*) 54
Escola sociotécnica (grupos semiautônomos) 56
Espécies 115
Estoque de segurança ou de reserva 95
Estratificação 132
Estrutura 116
Estrutura organizacional 30
Etapas 105
Ferramentas e técnicas básicas da qualidade 125
Fichas 83
Finanças 76
Folha de verificação 130
Gerência 76
Gerenciadores de bancos de dados 98
Gestão da segurança 12
Gráfico de controle 139
Hardware 100
Histograma 138
Informática no Sesmt 97
Inventário 88

Laboratório 79
Liderança 46
Lote econômico de compras 91
Manutenção 78
Meios 35
Motivação e segurança 48
Nota do editor 7
Novo conceito 82
O que é autocontrole? 123
O que é método? 123
O que é postura? 124
O que é produtividade? 122
O que é qualidade? 122
O que é um problema? 124
O que fazer? 101
Organização 29
Organização do trabalho — principais linhas teóricas (A) 51
Organograma 30
Outros setores (técnicos ou administrativos) 64
Partes 117
PDCA (O) 128
Planejamento 17
Planilhas eletrônicas 98
Primeiro escalão (diretoria, administração, etc.) 63
Princípios 29, 35
Qualidade, produtividade, autocontrole, método, problema e postura 122
Questão da qualidade (A) 121
Recursos empresariais 11
Recursos humanos 79
Referências bibliográficas 161
Relacionamento do Sesmt 75
Responsabilidades gerais 62
Serviço de higiene e segurança e comissões de segurança 13
Serviço de Medicina do Trabalho 77
Sesmt 63
Sesmt – requisitos e competências 64

Sistema de gestão de segurança, higiene e saúde ocupacional
(OHSAS 18000:2007) 143
Software 97
Softwares aplicativos 99
Supervisão 76
Suprimentos 79
Técnicas de planejamento 18
Tipos de estoques 87
Tipos de planos 18
Vida média presumível 94
Workshop 141